• 广州市高校创新创业（就业）教育项目（穗教高教〔2019〕15 号）成果
• 2022 年广州市优秀科普图书

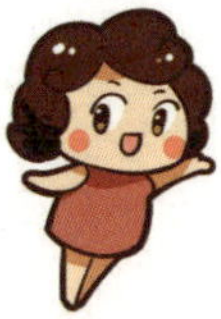

李映桃　吴伟珍　主编

YUNQI KONGTANG YIKANTONG

孕期控糖一看通

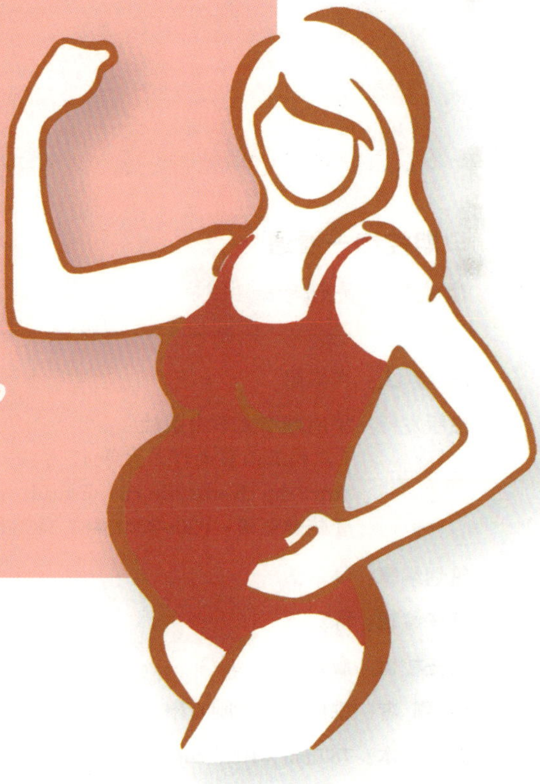

華南理工大學出版社
SOUTH CHINA UNIVERSITY OF TECHNOLOGY PRESS
·广州·

图书在版编目（CIP）数据

孕期控糖一看通 / 李映桃，吴伟珍主编．—广州：华南理工大学出版社，2021.3（2022.8 重印）

ISBN 978-7-5623-6594-5

Ⅰ．①孕…　Ⅱ．①李…　②吴…　Ⅲ．①妊娠合并症－糖尿病－问题解答　Ⅳ．① R714.256-44

中国版本图书馆 CIP 数据核字（2020）第 245293 号

孕期控糖一看通

李映桃　吴伟珍　主编

出 版 人： 卢家明

出版发行： 华南理工大学出版社

（广州五山华南理工大学 17 号楼，邮编 510640）

http://hg.cb.scut.edu.cn　E-mail：scutc13@scut.edu.cn

营销部电话：020-87113487　87111048（传真）

策划编辑： 吴翠微

责任编辑： 陈　蓉

责任校对： 詹伟文

印 刷 者： 佛山家联印刷有限公司

开　　本： 787mm × 1092mm　1/16　**印张：** 11.5　**字数：** 194 千

版　　次： 2021 年 3 月第 1 版　**印次：** 2022 年 8 月第 2 次印刷

定　　价： 88.00 元

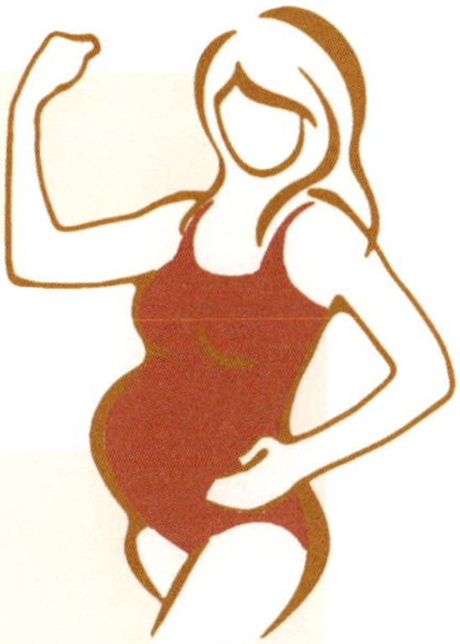

《孕期控糖一看通》
编 委 会

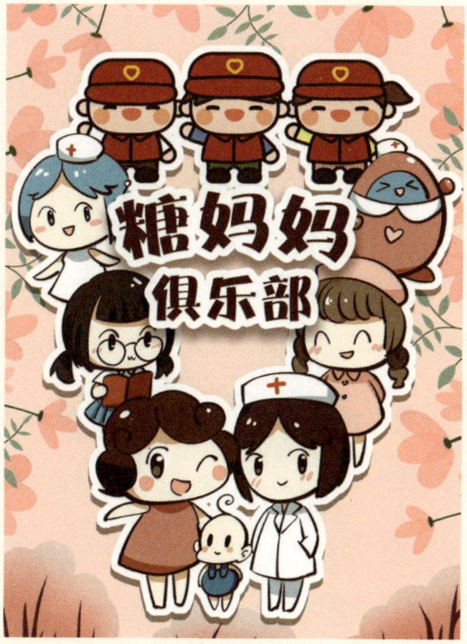

前言

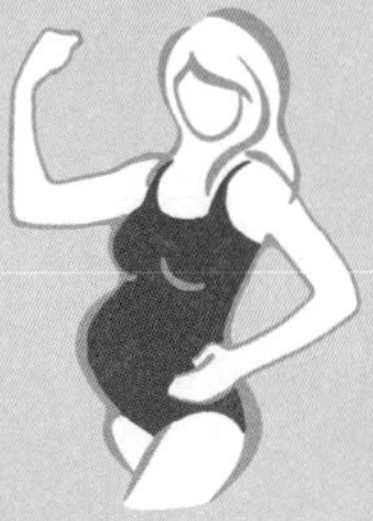

妊娠期糖尿病（gestational diabetes mellitus，GDM）是指妊娠期首次发生或发现的糖代谢异常。GDM发病与育龄妇女肥胖、高龄、缺乏运动等因素密切相关。随着人们饮食结构的改变、生活方式静态化、生育年龄逐渐后移以及诊断标准不断更新，GDM在各个国家和地区的发病率呈现整体上升的趋势，我国GDM的发病率由2006年的5.5%升至2020年的18.9%，个别地区高达25%。

GDM对孕产妇及子代健康都将造成危害。研究显示，GDM妇女（下称“糖妈妈”）发生围产期剖宫产、妊娠期高血压疾病、羊水过多、分娩创伤等风险明显增高，分娩后及其后代罹患2型糖尿病及各种代谢性疾病和心血管疾病的风险也明显增高，严重影响了母婴两代的身心健康，也影响了我国的整体人口素质，同时给家庭和社会带来沉重的经济负担。

全球共识，健康教育是防治GDM的基础和关键。80%以上糖妈妈仅需规范饮食结合运动治疗，血糖就可以得到良好的控制，母婴预后良好。早期发现和诊断GDM，控制妊娠期血糖对保障母婴健康十分重要。妊娠期良好的血糖控制需要糖妈妈与医护人员共同努力，所以糖妈妈深入了解相关知识是妊娠期血糖管理的基础和保障。

利用互联网、纸媒和线下课堂，多途径、全方位、个体化、全天候和全程为糖妈妈提供健康教育课程，我们责无旁贷。2015年广州医科大学附属第三医院产科“妊娠期糖尿病创新工作室”团队创办了国内首个专门为糖妈妈而设的公益性微信公众号“柔济糖妈妈在线”，通过12部健康教育视频免费在线下载及播放、每周上传妊娠期糖尿病最新资讯，强调其中的“六驾马车”（健康教育、科学饮食、规范运动、血糖监测、药物治疗、母胎监护），让糖妈妈掌握相关的医学知识并得到强化。团队还利用微信群24小时在线实时图文并茂地指导糖妈妈的血糖监测及胰岛素注射等技术，确保糖妈妈居家用药安全，成效显著。这种健康教育管理模式作为广东省卫生健康适宜技术在全国推广。

这本科普读物《孕期控糖一看通》，是集结了我们团队近八年GDM健康教育、控糖体验撰写而成的一本口袋书，借助通俗易懂的语言、直观的漫画，科学风趣地讲述了GDM发生的高危人群、病因、临床表现、诊断和科学防治的应对措施等，为糖妈妈在日常的科学饮食、规范运动、血糖监测、药物治疗、心理应对、母胎监护、产后康复、疫情防控、旅游出行及就医指引等方面提供了贴心、便利的掌上参考。本书内容配有音频朗读、视频演示与讲解，读者可扫描书中的二维码获取相关音频、视频资料。

本书既适合所有糖妈妈及家属阅读，也适合有糖尿病高危因素而又有生育要求的备孕女性，对从事基层妊娠期高血糖防控的医务人员也有较大帮助。

李映桃

2020年12月于广州

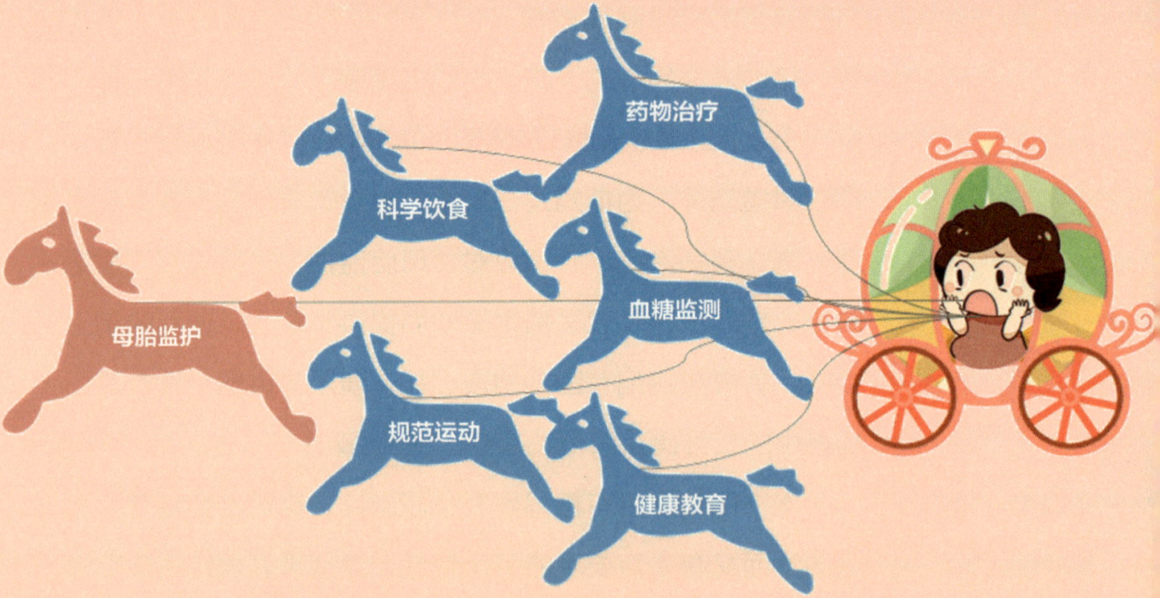

药物治疗
科学饮食
血糖监测
母胎监护
规范运动
健康教育

目录

糖妈妈的科学饮食管理 031

糖妈妈运动须知

糖妈妈的血糖监测

糖妈妈的产后康复保健 133

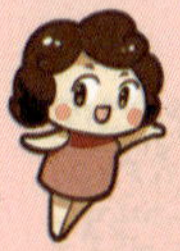

认识妊娠合并糖尿病

扫一扫

听本章内容

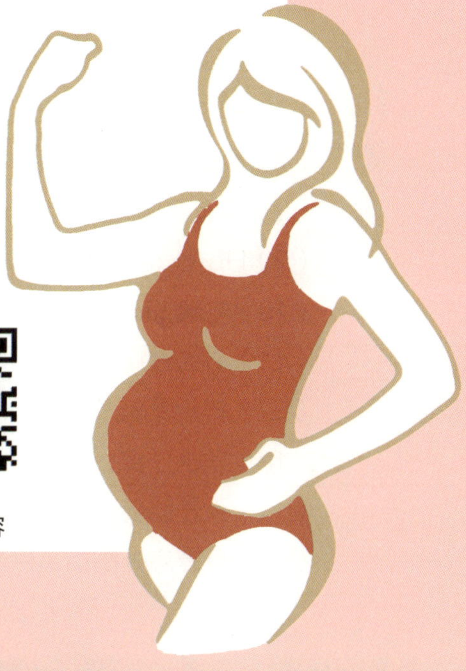

视频：认识妊娠合并糖尿病

1 什么是妊娠合并糖尿病？

妊娠合并糖尿病包括孕前糖尿病和妊娠期糖尿病。孕前糖尿病（又称“糖尿病合并妊娠”）可能在孕前已确诊或在妊娠期首次被诊断因胰岛功能异常导致的血糖异常增高。妊娠期糖尿病（GDM）指的是怀孕以前没有糖尿病，在怀孕期间，由于各种随孕周增加不断分泌的妊娠相关激素产生抵抗胰岛素的作用，使胰岛的功能受限，从而导致血糖升高，形成所谓的妊娠期糖尿病。

2 妊娠合并糖尿病的高危因素有哪些？

妊娠合并糖尿病的高危因素包括：

（1）缺乏体能运动；

（2）一级亲属中有糖尿病患者；

（3）高危种族或民族（例如非裔美国人、拉丁裔、美洲原住民、亚裔美国人、太平洋岛民）；

（4）有巨大儿史（出生体质量≥4000g）；

（5）GDM病史；

（6）高血压病史；

（7）高密度脂蛋白水平<0.90 mmol/L，三酰甘油水平≥2.82 mmol/L；

（8）患有多囊卵巢综合征；

（9）HbA1c水平≥5.7%，糖耐量减低或空腹血糖受损；

（10）与胰岛素抵抗相关的其他因素（如孕前BMI>40千克/米^2、黑棘皮病等）；

（11）心血管病史；

（12）年龄≥35岁；

（13）羊水过多；

（14）大于胎龄儿；

（15）反复患外阴阴道假丝酵母菌病。

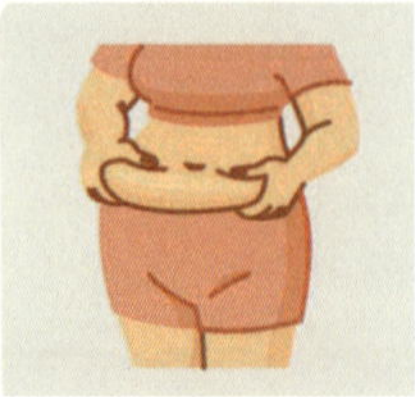

3 为什么妊娠合并糖尿病的发病率越来越高?

近年来，随着人们生活水平的提高和劳动强度的降低，我国育龄妇女的生活方式发生了巨大改变，高脂、高糖、高热量食物摄入量增加，久居不动、出门以车代步、疏于运动等造成孕前肥胖和孕期增重过度的妇女越来越多。简言之，没有“管住嘴”和“迈开腿”。另外，全面二孩政策实施后，妇女平均生育年龄增大，高龄孕妇剧增，肥胖和高龄等都是糖尿病的高危因素。多种因素导致我国妊娠合并糖尿病发病率越来越高，部分地区发病率达18%～25%。

4 如何诊断妊娠期糖尿病?

通过行口服75g葡萄糖耐量试验（OGTT）就可以诊断。试验中血糖升高达到以下任何一项标准即可诊断为妊娠期糖尿病：①空腹血糖值≥5.1mmol/L；②餐后1小时血糖值≥10.0mmol/L；③餐后2小时血糖值≥8.5 mmol/L。

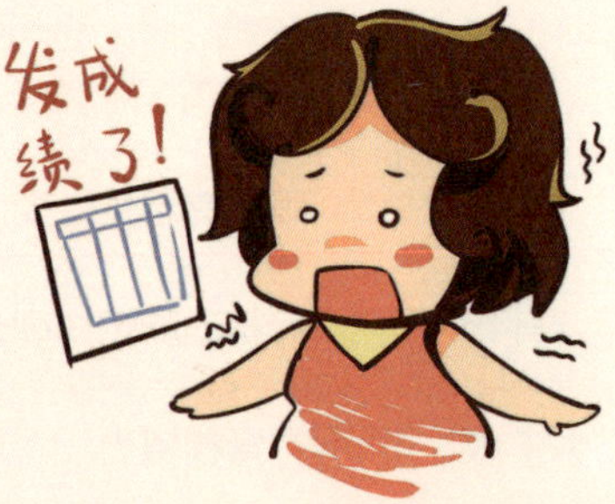

5 如何诊断孕前糖尿病?

视频：如何诊断孕前糖尿病

（1）孕前已在内科确诊为糖尿病。

（2）妊娠期首次行口服75g葡萄糖耐量试验，发现血糖升高达到以下糖尿病诊断标准之一即可诊断：①空腹血糖值≥7.0 mmol/L；②餐后2小时血糖值≥11.1mmol/L；③伴有典型的高血糖症状或高血糖危象，同时随机血糖值≥11.1mmol/L。

6 糖尿病的White分级标准是什么?

依据患者发生糖尿病的年龄、病程以及是否存在血管并发症等进行分级（White分级法），有助于判断病情的严重程度及预后。White 分级标准如下:

级别	诊断指标
A 级	妊娠期糖尿病。 A1 级：单纯膳食治疗即可控制血糖； A2 级：需要胰岛素控制血糖
B 级	发病年龄＞20 岁，病程＜10 年
C 级	发病年龄10～19岁或病程10～19年
D 级	发病年龄＜10岁或病程≥20年，或眼底单纯性视网膜病变
F 级	糖尿病性肾病
R 级	眼底有增生性视网膜病变或玻璃体出血
H 级	冠状动脉粥样硬化性心脏病
T 级	有肾移植史

7 妊娠合并糖尿病对母婴的危害有哪些?

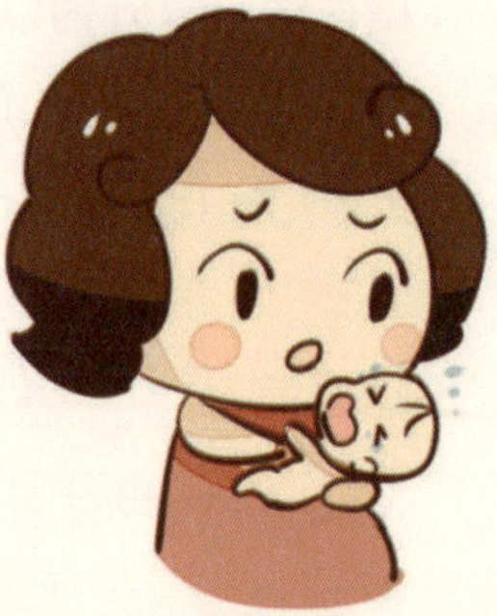

（1）妊娠合并糖尿病对孕妇的危害包括自然流产、妊娠期高血压疾病、羊水过多、产程延长、产后出血、手术产等发生的风险增加。

（2）妊娠合并糖尿病对胎儿的危害主要有出生缺陷、死胎、巨大儿、胎儿生长受限、新生儿低血糖、新生儿高胆红素血症和新生儿呼吸窘迫综合征（neonatal respiratory distress syndrome，NRDS）等发生的风险增加。

此外，子代发生肥胖、罹患2型糖尿病及各种代谢性疾病和心血管疾病的风险也明显增高。

8 曾患妊娠期糖尿病的妇女，以后一定会得糖尿病吗?

不一定。但曾患妊娠期糖尿病的妇女日后罹患糖尿病的风险增加，估计15～25年后有50%～70%的GDM患者会罹患糖尿病。有GDM病史的妇女遵循健康饮食，规范运动，养成良好的生活习惯，糖尿病风险就可显著降低，特别是通过减重去适当地调整BMI后也可以降低患糖尿病的风险。妊娠期间或产后的非适量体重增加，会增加下次妊娠不良结局的风险，并且较早地进展为2型糖尿病。

诊断GDM的孕周较早、有糖尿病家族史、孕期需应用胰岛素控制血糖、肥胖、高脂血症等均为影响产后糖代谢恢复的高危因素，这一部分人群应特别注意。

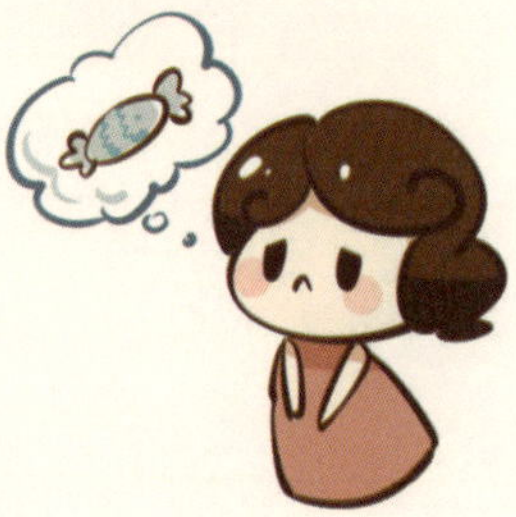

9 糖尿病如何分类?

糖尿病可以分为以下4类:

（1）1型糖尿病（由于自身免疫性β细胞破坏，通常导致绝对胰岛素缺乏）;

（2）2型糖尿病（由于胰岛素抵抗背景下β细胞胰岛素分泌逐渐丧失）;

（3）妊娠期糖尿病 （妊娠中期或妊娠晚期确诊的糖尿病，在妊娠前非明确的显性糖尿病）;

（4）由其他原因导致的特定类型的糖尿病，例如单基因糖尿病综合征［如新生儿糖尿病和青少年发病的成年型糖尿病（MODY）］、外分泌胰腺疾病（如囊性纤维化和胰腺炎）和药物或化学诱导的糖尿病（如使用糖皮质激素、治疗艾滋病毒/成人免疫缺陷综合征或器官移植后）。

10 糖尿病会不会遗传给下一代?

目前已知单基因突变所致的糖尿病（如MODY和线粒体基因突变糖尿病）具有较高的遗传性，但临床上占绝大多数的糖尿病是2型和1型糖尿病，其发病与遗传因素、环境因素、免疫因素等多种因素有关，而且它遗传的不是糖尿病本身，而是糖尿病的易感性。换句话说，糖尿病患者的后代患糖尿病的概率确实会比非糖尿病患者的后代高一些，但未必一定会患糖尿病。

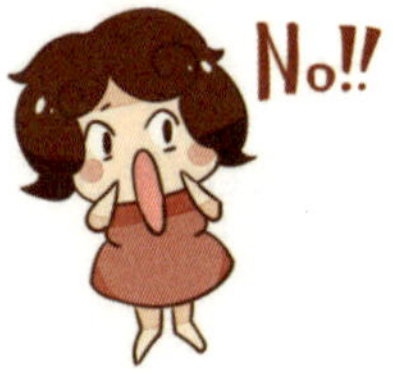

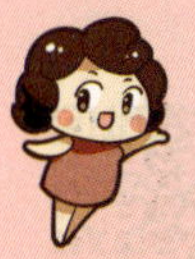

妊娠合并糖尿病的门诊就诊须知

1 “喝糖水”是什么？为什么要“喝糖水”？

2 怀孕期间何时行妊娠期糖尿病筛查？

3 “喝糖水”检查的注意事项有哪些？

4 孕6～8周血糖检测为糖耐量异常，宝宝能要吗？

5 若孕24～28周行口服葡萄糖耐量试验检查正常，还有必要再复查吗？

6 如果孕24～28周诊断为妊娠期糖尿病，应多久产检一次？

7 糖妈妈产检前需准备哪些东西？

8 糖妈妈需要定期检测微量蛋白尿吗？

9 糖妈妈产检时出现尿糖阳性怎么办？

10 糖妈妈如何做好自我血压监测？

11 糖妈妈如何发现合并妊娠期高血压疾病？

12 糖妈妈孕期出现白带异常需要注意什么？

13 糖妈妈居家监测血糖的目标值是多少？

14 糖妈妈居家监测血糖不达标该如何处理？

15 如何确定预约建档时间，所需资料有哪些？

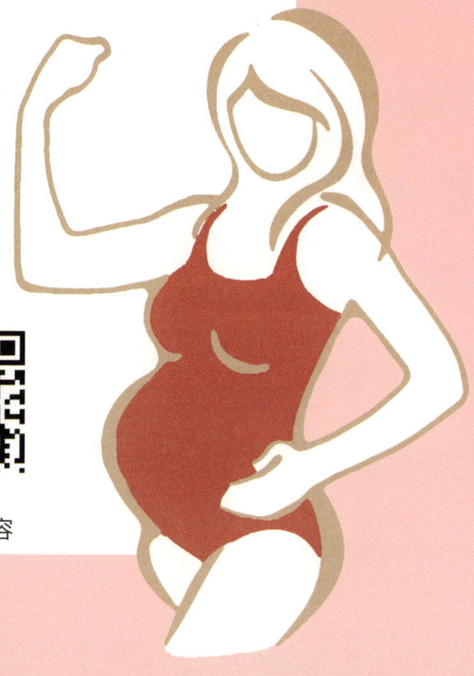

扫一扫
听本章内容

视频：话说糖耐量实验二三事

1 “喝糖水”是什么？为什么要“喝糖水”？

产检“喝糖水”指的是行口服75g葡萄糖耐量试验（oral glucose tolerance test，OGTT）。这是一种葡萄糖负荷试验，用以了解人体的血糖调节功能，是诊断糖尿病的确诊试验。因妊娠期糖尿病对母婴危害大，而罹患糖尿病的孕妇通常无任何不适，故建议所有孕妇都做筛查。

2 怀孕期间何时行妊娠期糖尿病筛查？

建议孕24～28周行口服75g葡萄糖耐量试验进行妊娠期糖尿病筛查（简称“糖筛”），研究发现，糖尿病低危孕妇孕24～28周进行糖筛，是检测是否罹患妊娠期糖尿病的“黄金窗口期”。如孕妇有糖尿病高危因素，则建议首次产检时尽早筛查。

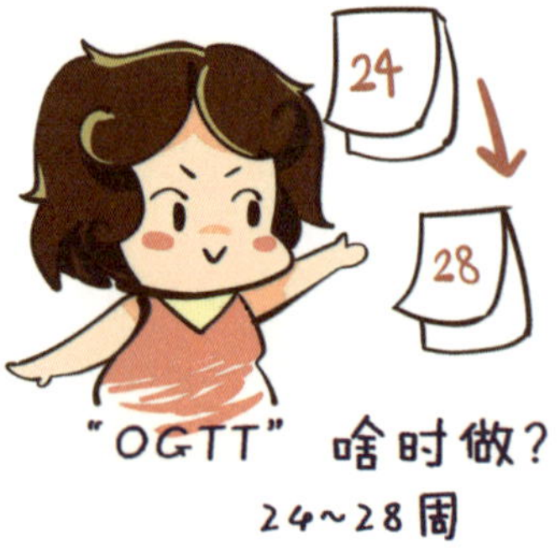

3 “喝糖水”检查的注意事项有哪些？

抽取空腹血标本后，将75g葡萄糖粉溶于250～300毫升温水中，5分钟内喝完。然后抽取1小时、2小时后的血标本。

注意事项：

（1）试验前3天正常进食，每天饮食中碳水化合物含量不应低于250～300克，过分节食可造成人为的“糖耐量减低”。

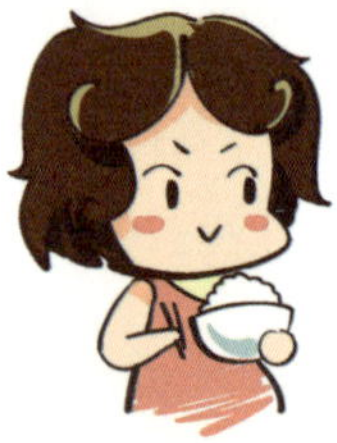

（2）试验前须停用一切可能影响血糖的药物，如停用糖皮质激素、噻嗪类利尿剂、磺胺类药物、水杨酸钠等3～7天，以免影响糖耐量试验结果。

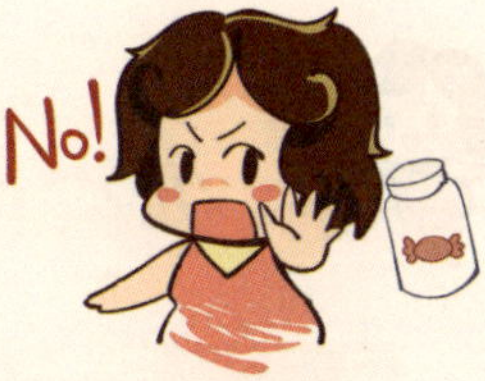

（3）试验前空腹8～10小时。空腹指的是“不吃、不喝”，除了固体的食物，液体状的牛奶、饮料等也不可以摄入。如果感觉口渴，可以饮用少量清水；如果需要服用药物，也只能用少量清水送服。

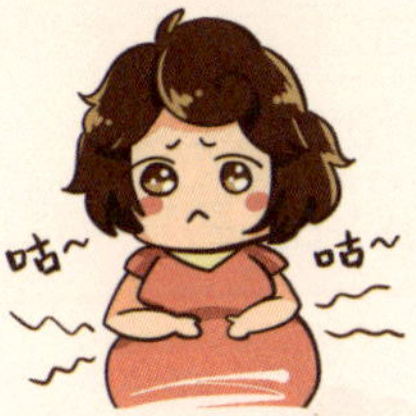

（4）试验前及试验过程中不做剧烈运动，不饮浓茶、咖啡等刺激性饮料。保持心情平静，避免精神刺激，因情绪激动可使交感神经兴奋，导致血糖升高。

（5）试验过程中不得进食，但不绝对限制饮水，口渴时可喝少量清水（起到润喉作用即可）。

（6）为保证血糖数值准确，血标本应在抽取后尽快送检。

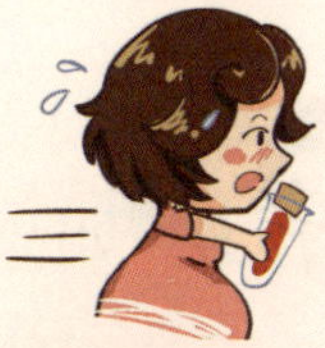

（7）若不能耐受葡萄糖水，也可选择100克面粉做成的馒头来代替糖水。研究显示，馒头餐与口服葡萄糖水在胰岛β细胞功能（C肽）的测定值上无明显区别，但口服葡萄糖耐量试验在临床应用上更优越。

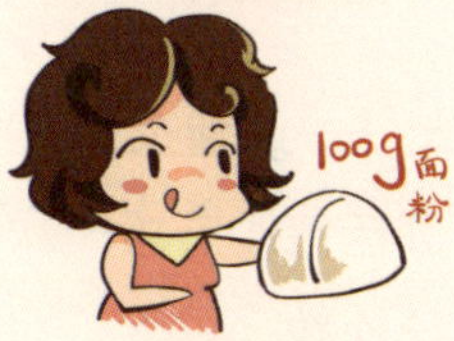

小贴士

试验中部分孕妇会出现胰岛素大量分泌，导致反应性低血糖，孕妇来医院检查当天可自带食物，在“糖筛”结束后食用，防止低血糖发生。

4 孕6～8周血糖检测为糖耐量异常，宝宝能要吗？

需要找产科医生咨询评估，一般若糖化血红蛋白小于6.5%，对胎儿生长发育影响不大。但糖耐量异常的孕妇要特别注意生活方式管理，并定期监测血糖，努力使血糖达标，必要时在医生的指导下进行药物干预，避免因孕期血糖控制不良而对胎儿器官发育造成不良的影响。

5 若孕24～28周行口服葡萄糖耐量试验检查正常，还有必要再复查吗？

一般没必要多次复查。但若有妊娠期糖尿病高危因素，并伴有孕期体重增长过快、羊水过多、大于胎龄儿、反复尿糖阳性等情况，建议在孕28～34周重复口服葡萄糖耐量试验。如果由于某种原因漏诊或临床怀疑晚发型妊娠期糖尿病，则应及时进行筛查。

6 如果孕24～28周诊断为妊娠期糖尿病，应多久产检一次？

一般建议糖妈妈在孕36周前每两周产检一次，孕36周后每周产检一次。如有特殊情况，按医生建议增加产检次数。

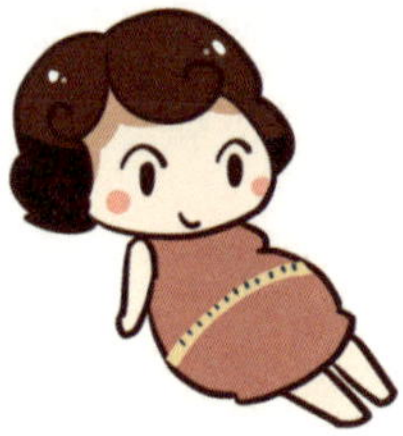

7 糖妈妈产检前需准备哪些东西？

（1）提前一天用小本子记录好产检时想要咨询的问题。

（2）准备好加餐食物、饮品及血糖仪，避免因产检等待时间长出现低血糖。

（3）产检当天带好孕期自我饮食、运动、体重登记表及产检记录本，需要注射胰岛素的孕妇带齐胰岛素、酒精、棉签、针头和存放废弃针头的容器。

（4）产检当天若准备外出就餐，应自备洁净餐具。

8 糖妈妈需要定期检测微量蛋白尿吗？

需要。妊娠期糖尿病患者微量尿蛋白阳性更常见，因此需定期检测。有学者认为，孕中晚期微量尿蛋白阳性是发生子痫前期、早产、胎膜早破、胎儿生长受限的独立危险因素。尤其在孕早期，微量尿蛋白阳性者子痫前期的发病风险是微量尿蛋白正常者的4倍。

9 糖妈妈产检时出现尿糖阳性怎么办？

约15%的孕妇饭后会出现妊娠期生理性尿糖阳性，若妊娠早期反复出现尿糖阳性，则应警惕妊娠期糖尿病的发生。建议及时行口服葡萄糖耐量试验检查，排除糖尿病，另外也要注意尿糖阳性者易合并尿路感染和生殖道感染。

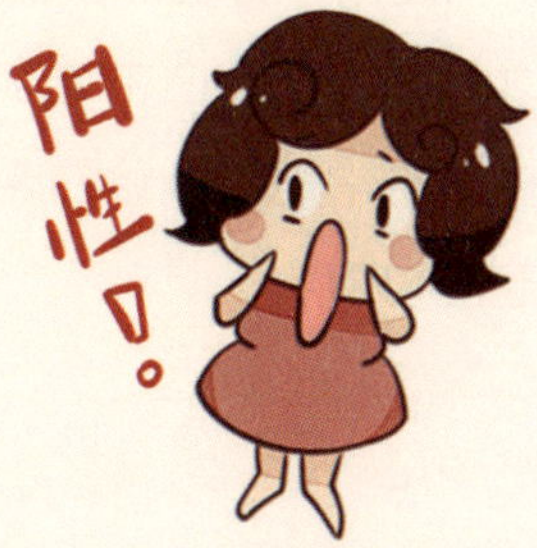

10 糖妈妈如何做好自我血压监测？

首先要采用经过核准的血压计，测量血压前必须处于安静休息的状态，在测量前30分钟内禁止饮用咖啡、浓茶等，排空膀胱。最好采用坐位来测量，手臂置于桌上，使测量位置与心脏位置处于同一水平线上。绑袖带应该松紧有度，绑好时宜刚好可塞进一根手指，避免穿过厚或有弹性阻力的衣服（如毛衣等）。应测量多次并取平均值。两次测量间松开袖带，休息1分钟。

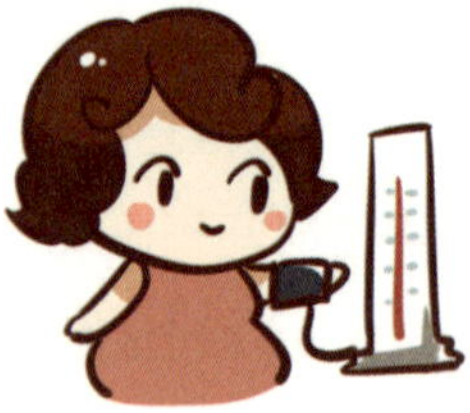

11 糖妈妈如何发现合并妊娠期高血压疾病？

糖妈妈合并妊娠期高血压疾病的概率是非糖尿病孕妇的3～5倍，注意警惕与妊娠期高血压相关的不适，如头晕、头痛及睡眠不佳等；一周内体重增加超过0.5千克或出现双下肢水肿等情况。每次产前检查时都应监测血压及尿蛋白，若血压高于140/90mmHg，就可诊断为合并妊娠期高血压疾病了。

12 糖妈妈孕期出现白带异常需要注意什么？

妊娠合并糖尿病是细菌性阴道病和反复外阴阴道假丝酵母菌感染的高危因素之一。如出现白带增多、色泽异常、有异味和外阴瘙痒等症状，应及时就诊，检查白带常规，确诊白带异常原因，并按医嘱治疗。生活中需特别注意保持外阴的卫生和清洁。

13　糖妈妈居家监测血糖的目标值是多少？

视频：如何判断血糖是否达标

据2022年美国糖尿病学会建议，糖妈妈居家监测血糖的目标值如下：

（1）备孕的糖尿病患者血糖控制目标

空腹血糖值3.9～6.1mmol/L，餐后2小时及睡前血糖值4.4～7.8mmol/L。不使用胰岛素者，糖化血红蛋白6.0%～6.5%；使用胰岛素者，糖化血红蛋白＜7%。

（2）孕期血糖控制目标

①孕前糖尿病（PGDM）：空腹血糖值3.9 ～5.3mmol/L，餐前血糖值3.9～5.3mmol/L，餐后1小时血糖值6.1～7.8mmol/L，餐后2小时及睡前血糖5.6～7.1mmol/L，糖化血红蛋白＜6%。

②妊娠期糖尿病（GDM）：空腹血糖值3.9～5.3mmol/L，餐前血糖值3.9～5.3mmol/L，餐后1小时血糖值6.1～7.8mmol/L，餐后2小时及睡前血糖值5.6～6.7mmol/L，糖化血红蛋白＜5.5%。

（3）产后血糖控制目标

空腹及餐前血糖值3.9～7.0mmol/L，餐后2小时及睡前血糖值4.4～7.8mmol/L。

14　糖妈妈居家监测血糖不达标该如何处理？

居家监测血糖不达标的糖妈妈，应及时到妊娠期糖尿病专科门诊就诊，由专科医护进行个体化饮食和运动的指导，必要时需使用胰岛素调控，使血糖达标。

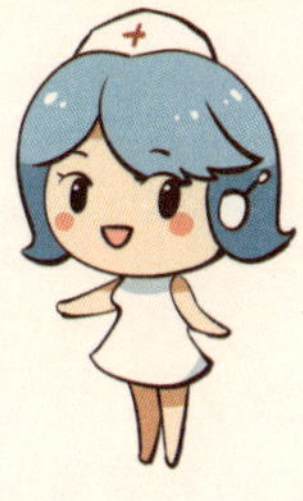

15 如何确定预约建档时间，所需资料有哪些？

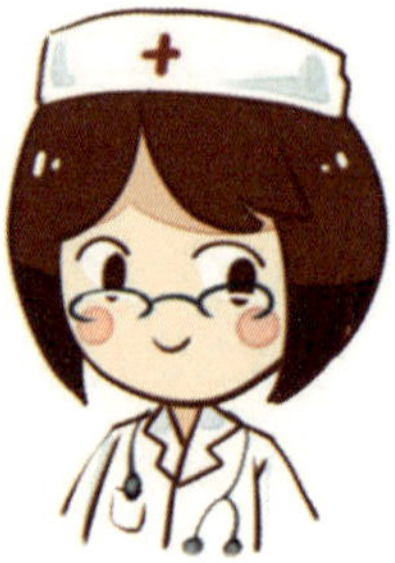

（1）预约建档时间建议在孕12～14周，完成当地社区免费的胎儿颈后透明层扫描（NT）检查和胎儿早期唐氏筛查后。

（2）预约建档建议备齐的医学资料包括：夫妻双方的婚检资料、妊娠后所进行的各项检查资料；有分娩史、手术史者，提供当时的手术记录和出院小结；有不良妊娠史者，提供家族的相关遗传学检查资料和其他化验和影像检查资料等；有高血压、糖尿病等慢性疾病史者，提供近1年的血压、血糖监测情况和用药情况的自我监护记录本；有红斑狼疮等自身免疫疾病者，提供近1年的自身免疫抗体等风湿活动监测情况和用药情况的自我监护记录本；罹患其他内科或妇科疾病者，也需要带上相关医学检查资料。

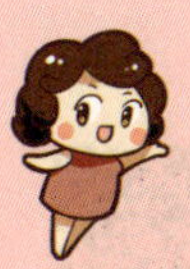

糖妈妈的住院须知

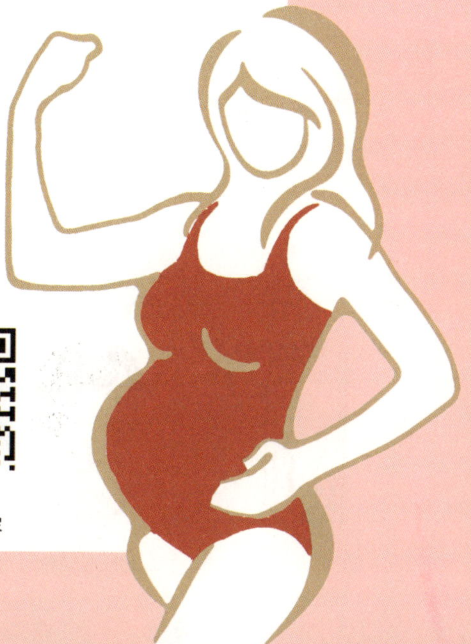

扫一扫

听本章内容

视频：糖妈妈
入院须知

1　糖妈妈该何时入院?

（1）妊娠期糖尿病A1级，血糖控制良好者可于39～40周入院。

（2）妊娠期糖尿病A2级，血糖控制良好者可于38～39周入院。

（3）孕前糖尿病伴微血管病变者可于36～39周入院。

（4）有死胎、死产史或有并发症（羊水过多等）者，遵医嘱按时入院。

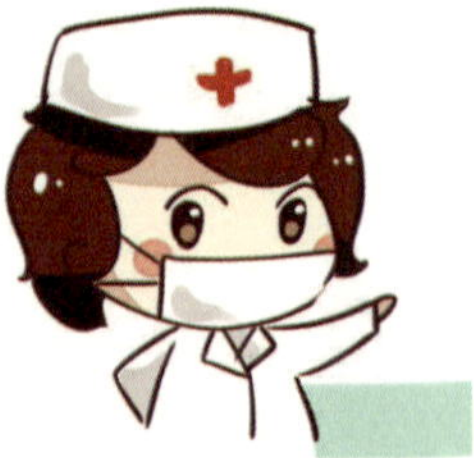

（5）出现下列几种与血糖控制不良相关情况者，如糖尿病急性并发症（可疑胎儿窘迫、感染、反复无症状低血糖），饮食运动调控血糖不理想需加用胰岛素治疗，新确诊的糖尿病合并妊娠，择期安排了手术等，遵医嘱及时入院。

2　糖妈妈如何办理入院?

一般来说，经门诊或急诊评估需入院的糖妈妈，凭医生开具的“入院通知单”至入院接待处签署入院相关文件后，到住院收费处交付住院押金（需在医院食堂订餐者办理饭卡），办理好所有手续后到相关科室的护士站报到。

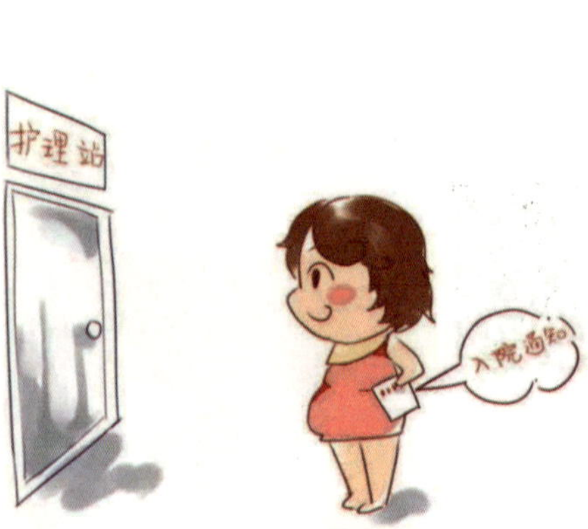

3 糖妈妈待产入院备物清单包括什么？

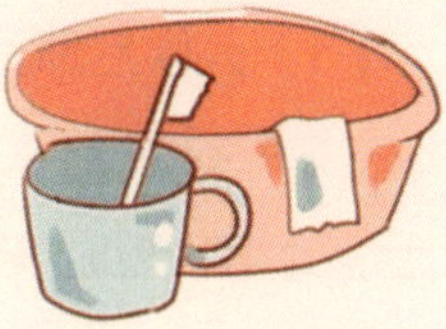

（1）文件类：身份证原件、夫妻双方身份证复印件各2份、准生证复印件1份、生育保险证、医保卡、产检资料、糖妈妈饮食记录单。

（2）生活用品：手机和充电器、洗漱用品、换洗衣物、防滑拖鞋、纸巾、水杯、外套、待产包、带吸管的水杯、脸盆、毛巾等。

（3）加餐食物：如水果、牛奶、坚果、全麦方包、饺子等。

（4）婴儿用品：纸尿片、湿纸巾、绵柔巾、干洗洁肤液、一套出院时穿的衣服及抱被（可于出院当天带到医院）。

注意：大件物品（如行李箱）、电器等不允许带入病房。

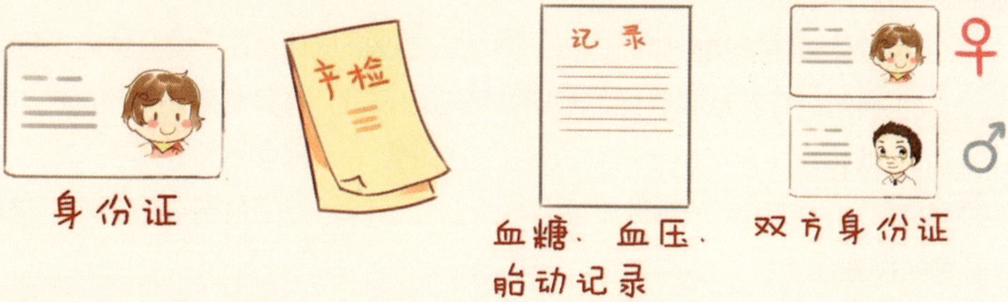

4 糖妈妈入院后的膳食如何准备？

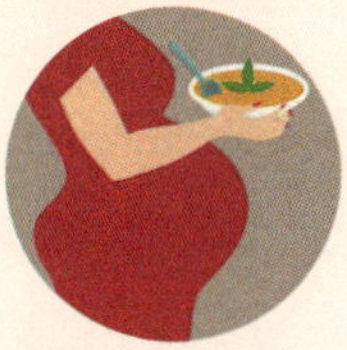

一般来说，糖妈妈们可在医院食堂订餐，食堂可提供早、午、晚三餐，每餐都会按时送至病房，需要注意的是一般加餐和宵夜食品需自行准备。当然，也可以由家属自行送餐。如果由家属送餐，应注意送达时间，特别是要注意避开医院查房时间（一般为上午8：00—上午11：00）。

5 糖妈妈住院期间有哪些小贴士?

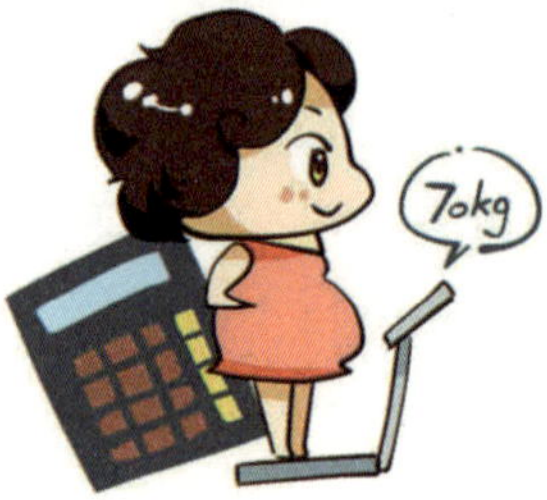

（1）入院后原则上不许请假。

（2）有发热、腹痛、阴道流血（或流水）、胎动（心）异常，随时按床头铃通知医护人员。

（3）根据医护指引进行住院超声检查，检查报告及时交给管床医生。

（4）不要随意触碰床旁胎心监护仪器，进行床旁胎心监护前，排空膀胱，取左侧卧位或半坐位。常规监护30分钟，若监护仪报警，或胎心率显示<120次/分，及时按床头铃通知医护人员。

（5）安胎的糖妈妈建议在床上进行肢体运动、按摩、双下肢气压治疗等，预防下肢静脉栓塞发生。

（6）测体重在清晨空腹时进行，测血压建议卧床休息5～10分钟后进行。

（7）自觉进行胎动和宫缩的观察并填写记录表，有异常随时通知医护人员。

（8）糖妈妈按专科护士指导进餐并填写记录表，科学饮食，午餐和晚餐后半小时可自行随视频和音乐跳健康操；积极参加医院举办的科普健康讲座和糖妈妈体验营实操教程。

6 糖妈妈出院后有哪些注意事项?

（1）孕期

①遵医嘱定期按时产检，密切监护母胎情况。

②规范且科学地进行饮食、运动并做好记录。

③遵医嘱安排血糖监测并做好记录。

④如出现腹痛、阴道流血、阴道流液、胎动异常、血糖控制不良等，及时就诊。

（2）产后

①注意营养均衡，在恶露未干净前，应避免进食人参、鹿茸等滋补品及刺激性食物。

②注意个人生活卫生，每天洗澡；如会阴有伤口，每次大小便后应用温水清洁。

③注意低血糖不适症状，动态监测血糖，尤其在哺乳时警惕低血糖的发生。孕期使用胰岛素者，产后减量至孕期的1/3量或遵医嘱用量。

④相关母乳喂养的问题，可在医院产科母乳喂养专科门诊就诊，或拨打医院母乳喂养热线电话咨询。

⑤若恶露呈血性、鲜红，出现多于正常月经量或伴异味等其他症状，及时就诊。

⑥产后42天，复诊，进行产后保健，并行口服75g葡萄糖耐量试验。

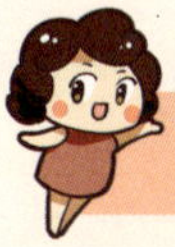

7 糖妈妈的出院标准是什么？

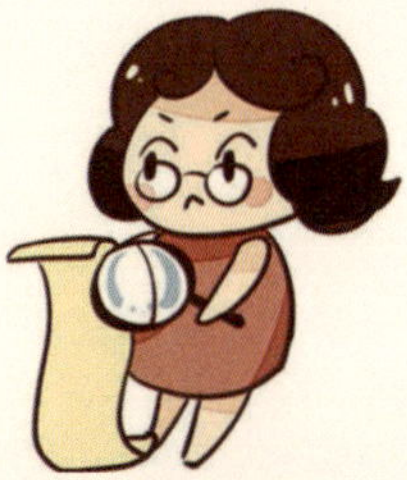

（1）以分娩为住院目的，若分娩过程顺利、血糖控制良好、母乳喂养顺利、子宫复旧良好、伤口愈合良好者，则剖宫产产后3～5天、顺产产后2～3天，均可出院。

（2）孕期血糖控制不良为主因住院者，生命体征平稳，尿酮、血酮体阴性，胎心率和胎动正常，无腹痛、阴道流血流液，血糖控制平稳（孕前糖尿病孕期血糖控制目标：空腹血糖值3.9～5.3mmol/L，餐前血糖值3.9～5.3mmol/L，餐后2小时及睡前血糖值5.6～7.1mmol/L。妊娠期糖尿病孕期控制目标：空腹血糖值3.9～5.3mmol/L，餐前血糖值3.9～5.3mmol/L，餐后2小时及睡前血糖值5.6～6.7mmol/L）者，可出院。糖妈妈要学会“三糖两重两预防一波动”全方位管理模式。

8 糖妈妈孕期的“三糖两重两预防一波动”全方位管理模式是什么？

三糖：空腹血糖、餐后血糖和糖化血红蛋白。孕前糖尿病孕期三糖控制目标：空腹血糖值3.9～5.3mmol/L，餐前血糖值3.9～5.3mmol/L，餐后2小时及睡前血糖值5.6～7.1mmol/L。如果无低血糖风险，糖化血红蛋白<6%；如有低血糖倾向，糖化血红蛋白<7%。妊娠期糖尿病孕期三糖控制目标：空腹血糖值3.9～5.3mmol/L，餐前血糖值3.9～5.3mmol/L，餐后2小时及睡前血糖值5.6～6.7mmol/L；糖化血红蛋白＜5.5%。

两重：胎儿体重和孕妇体重。胎儿体重目标值在同孕龄胎儿体重的第10百分位数至第90百分位数间；孕妇孕期增重目标按美国医学研究院建议标准。

两预防：低血糖和高血糖酮症的预防。

一波动：全天血糖波动＜6mmol/L。

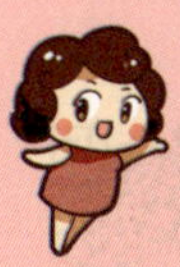

糖妈妈的网上咨询须知

1 糖妈妈如何加入网上咨询平台?

2 只有糖妈妈才能加入网上咨询平台吗?

3 微信群是如何帮助糖妈妈的?

4 微信群是否24小时都设有在线答疑?

5 微信群内只能咨询与糖尿病相关的问题吗?

6 网上咨询是否可以替代产检?

扫一扫
听本章内容

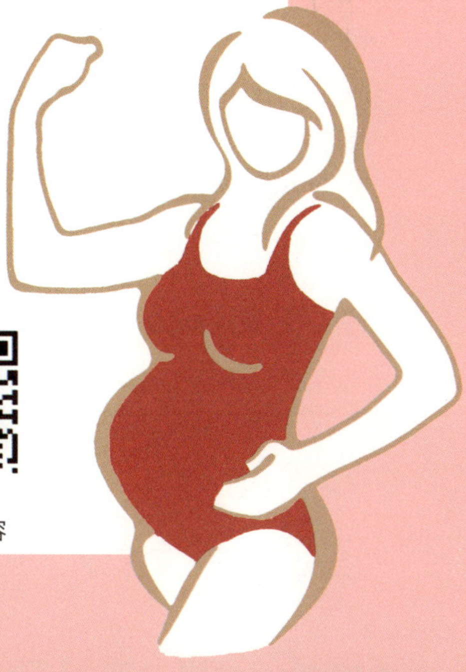

视频：糖妈妈如何正确使用网上咨询平台

1　糖妈妈如何加入网上咨询平台？

（1）糖妈妈可通过微信关注公众号“柔济糖妈妈在线”，进行线上学习和咨询。

（2）糖妈妈进行首次线下妊娠期糖尿病营养教育门诊后，可由医护人员安排，进入广医三院专设的微信群交流平台，24小时在线图文咨询。

2　只有糖妈妈才能加入网上咨询平台吗？

不是。对于孕期体重增长过快、体重不增、B超提示胎儿体重偏大或偏小、有妊娠合并症的孕妇，需要科学饮食和运动指导的，以及严格体重管理者都可以加入。

3　微信群是如何帮助糖妈妈的？

微信群内的糖妈妈需规范记录空腹体重、一日六餐饮食、运动及血糖情况。每天22:00前在微信群上传记录表（记录表包括空腹体重，六餐饮食品种、食用量、烹饪方式，运动方式、时间及血糖值等），群主及管理人员会针对个人情况每日进行指导。

4　微信群是否24小时都设有在线答疑？

为保障糖妈妈的睡眠时间，更好地调控血糖，需人工回复者，建议尽量安排在22:00前，这样可以保障问题能够被及时回复以及医患充分沟通。但如有特殊疑问，也可以随时提问，我们的控糖小助手24小时在线。

5　微信群内只能咨询与糖尿病相关的问题吗？

不是。对于孕期做的各种检查、检验结果等也可以发到群里咨询。这样可以方便糖妈妈，减少不必要的门诊就诊奔波和辛劳。

6　网上咨询是否可以替代产检？

不可以。网上咨询是门诊产检的补充。糖妈妈请一定按医嘱定期产检，做好母胎并发症的预测和预防。

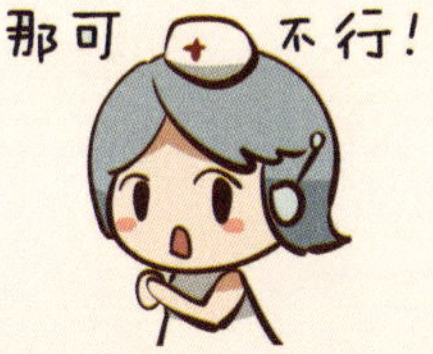

扫一扫，关注
“柔济糖妈妈在线”

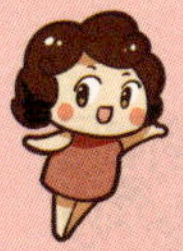

糖妈妈旅行须知

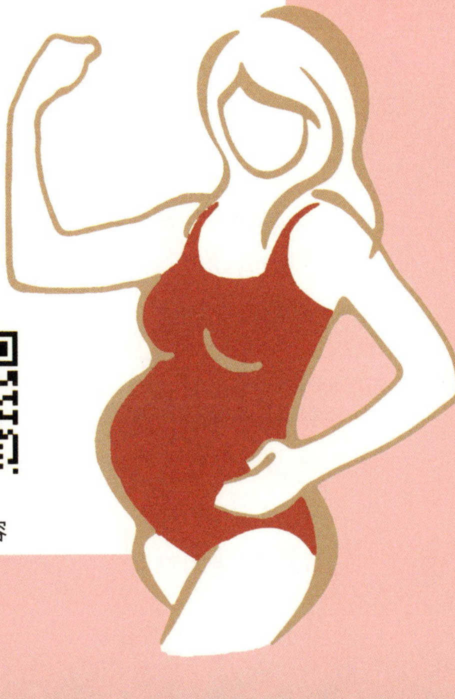

扫一扫
听本章内容

1　外出旅游的注意事项有哪些？

视频：糖妈妈外出旅行注意事项

（1）必要的携带物品

①足量的食物和水。

②食物中最好包含糖果、点心，以备发生低血糖时自救。

③携带低血糖急救卡。卡片应备注紧急联系人的电话、自身的病情、随身携带的食物，以及应急的处理。

④根据旅游地和途经城市的天气，备齐舒适的衣物。

⑤携带血糖监测及胰岛素注射所需用物：血糖仪及试纸、医用棉签、75%医用酒精/酒精棉片、足量的胰岛素、针头（胰岛素注射用针头、测血糖用针头）、锐器收纳盒。使用瞬感血糖仪、胰岛素泵者带齐管道和探头及记录表。

（2）饮食方面

①按时进餐，避免长时间饥饿状态。

②尽量选择整洁卫生的餐饮店，点菜要以均衡饮食、少油、少盐、清淡为原则。提醒厨师烹调时不用糖调味。

③进餐时，浓汤以及汤中的肉品因含有大量的淀粉、油脂，建议避免食用；油脂高的食物，像鸭皮、鸡皮、肥肉等，建议先剔除再吃；避免食用荔枝、桂圆、香蕉、榴梿、西瓜等水果。

④避免食用过期、无保质期或成分不明的食物。

（3）运动方面

在旅途中，运动量尽可能保持和平时接近的程度，避免剧烈的运动或有危险的运动等；注意劳逸结合，避免运动过量和运动创伤。

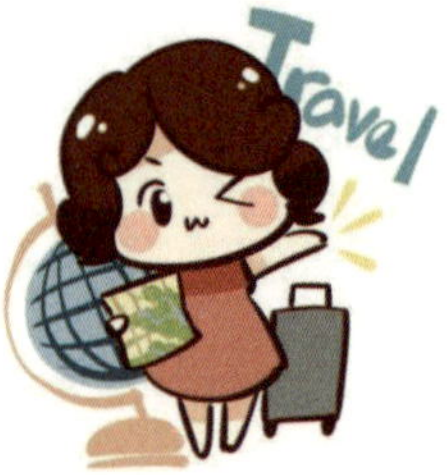

（4）血糖监测方面

外出旅游时，饮食和运动对比平日发生较大改变，应加强血糖监测，按所测的血糖值调整饮食和运动量。若旅游感觉疲劳，及时调整休息时间。

（5）用药方面

①需要使用胰岛素的糖妈妈，提前规划行程，检查胰岛素余量是否足够旅途

中使用，若余量不足，需要提前到医院开好胰岛素。

②在旅行途中仍应规范用药，不可私自停用胰岛素或增减胰岛素的剂量。

③外出时胰岛素应按照规范的方法进行保存和注射。

2 飞行途中胰岛素如何保存?

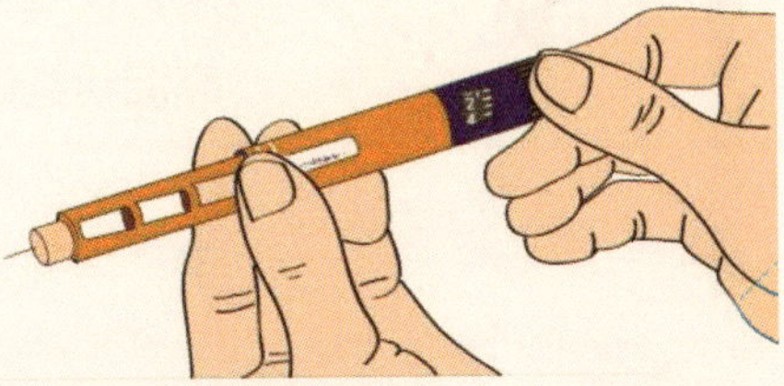

（1）胰岛素注射液应随身携带，不可办理托运。

①托运行李舱中温度可能不稳定，温度波动过大可能导致胰岛素失效。

②可以携带足量的胰岛素制剂以及针头，但需要出示医疗证明。

③特别提醒：随身携带的药品和用物需包装完整，药品上的标识不能去除，以证明携带的药物并非经过调换。否则不能携带。

④若乘坐长途航班，机上会提供餐食，进食前仍应按医嘱注射胰岛素，避免血糖波动过大。

（2）使用胰岛素泵的糖妈妈，可告知安检人员佩戴了胰岛素泵，安检人员会手动检查全身，并查看胰岛素泵，建议告知安检人员胰岛素泵不能被摘下，因为有针头在皮肤里。为了避免金属探测仪影响胰岛素泵功能，你可声明并要求直接可视地检查胰岛素及相关用品（不通过X光检测仪等设备）。

（3）出行必须随身带上病历，外出期间如遇胰岛素已用完或丢失等情况，可带病历到附近医院就诊。

3 能携带胰岛素泵进行桑拿蒸汽浴吗?

不能。不要携带胰岛素泵进行桑拿蒸汽浴，因为高温和撞击有可能损坏胰岛素泵的电子设备及破坏胰岛素。

4 外出公干、产检等非家庭就餐有哪些注意事项?

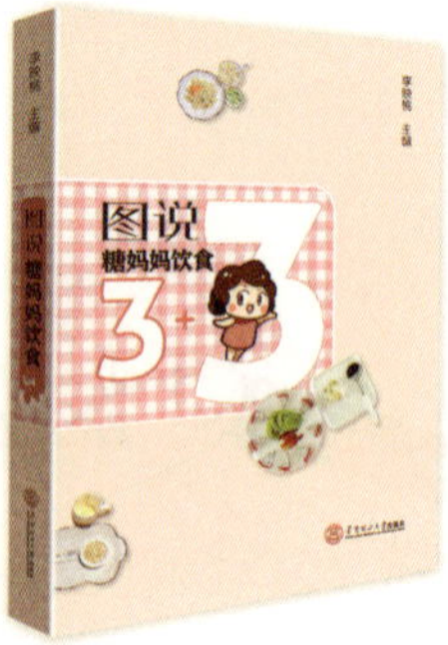

简单食谱化，按《图说糖妈妈饮食3+3》的建议进行选择。举例如下：

（1）早餐：云吞8～10个，干捞不喝汤，白灼青菜。（注意：不选择鲜虾云吞、薄皮云吞。早餐必须补充淀粉类的食物！）

（2）正餐：蒸鱼半条，白切鸡3～5块，白灼青菜，半碗米饭，半个黄色的甜玉米（不选择糯玉米）。

5 外出出现低血糖怎么办?

请在以下方案中任选其一：

①苏打饼干，3～4块；②糖果2～5块；③麦方包1片；④橙汁100～150mL。

吃后15分钟复测血糖，看血糖是否有上升。如果血糖未上升，则增食上述方案食物，直至血糖升至正常，或饥饿感消失。如距离下次进餐时间较长，应继续进食牛奶、鸡蛋或饺子等食物。

任何时候若觉得不适（有低血糖症状），有条件则立即测血糖，无则当低血糖处理。

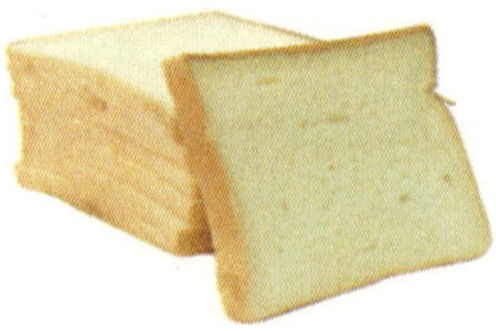
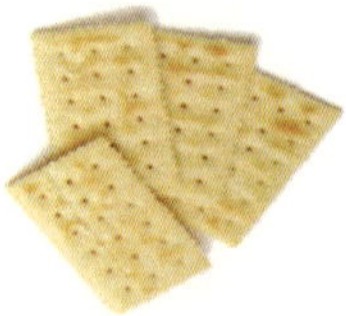
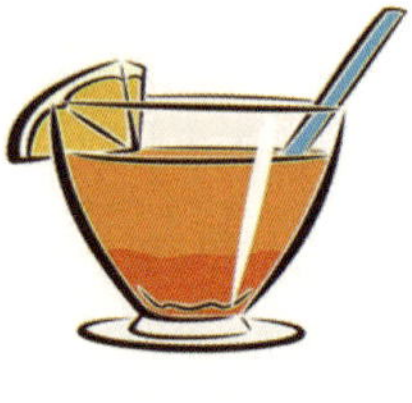

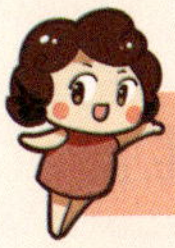

6 糖妈妈外出就餐有哪些注意点？

糖妈妈外出就餐有许多限制让你很“头疼”，只要记住以下几个方面就可以让你轻松享受外出聚餐的欢乐。

（1）带上“神器”让你的主食“粗”起来。“神器”——玉米，可瞬间将你的白米饭变成杂粮饭，轻松解决主食问题。

（2）烹饪方式很重要。菜式尽量选择清蒸、白灼、清炒、上汤等，如清蒸鱼、白灼虾、白切鸡等。保证绿叶蔬菜的摄入，叶菜可选择清炒、上汤的烹饪方式。

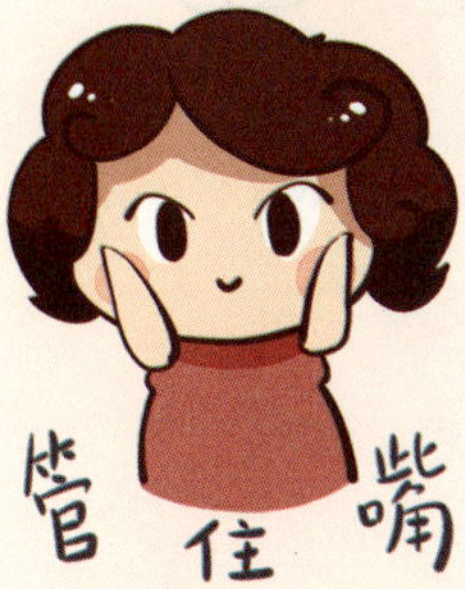

（3）牢记点菜时提醒老板少盐不加糖，不勾兑芡粉。

（4）有时开水帮大忙。如遇上菜品过于油腻，可再用开水涮一下去除多余油脂。

（5）向汤水“say no”。就餐时不喝汤。

（6）保证清淡饮食，控制就餐时间。就餐时间控制在30分钟内，避免长时间进餐导致进食过量。

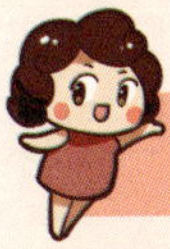

7 需注射胰岛素控糖的糖妈妈外出用餐时有哪些注意点？

（1）外出前，检查并携带胰岛素注射需要的相关物品；

（2）就餐时，计量并控制食物总量，尽量不超量贪食；

（3）牢记胰岛素注射时间。速效胰岛素及类似物，用餐前即可注射，用餐时间更灵活方便。若用短效胰岛素，必须在用餐前30分钟注射。

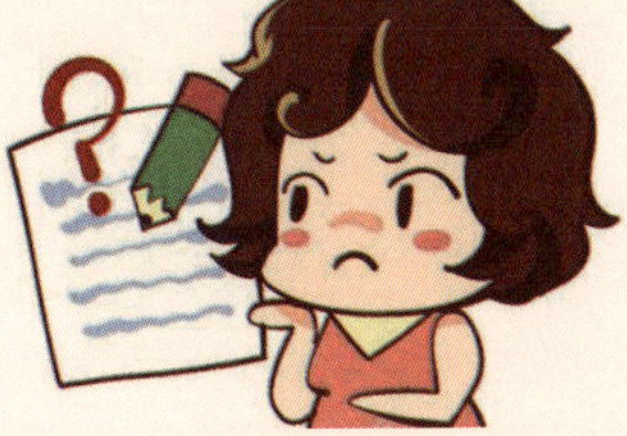

8 外出与朋友聚会吃饭，用餐时间长，如何监测血糖？

用餐时间过长，可采用随机血糖代替餐后2小时血糖。严格来讲，餐后2小时血糖应该从吃第一口饭开始计算。但是在外应酬的情况比较特殊，进餐顺序往往为先菜肴、后主食，进餐时间也相对较长，这就造成餐后2小时血糖监测的时间不好把握。遇到这种情况，可以采用随机血糖代替餐后2小时血糖。随机血糖是指不考虑用餐时间，一天中任意时间测量的非空腹状态的血糖。如果随机血糖值<10.0mmol/L，说明餐后血糖控制尚可接受。

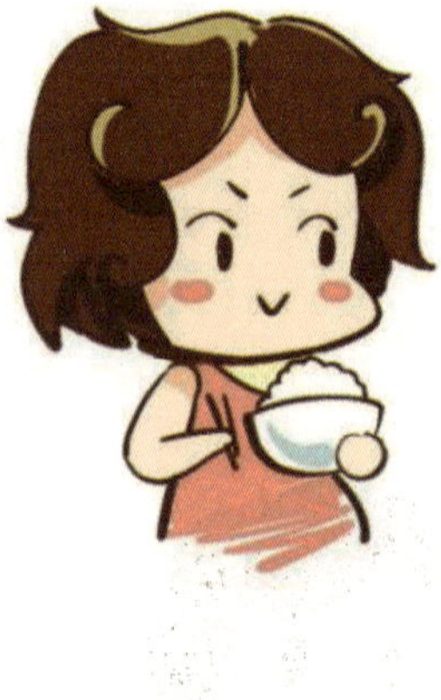

9 旅游度假时如何轻松找出碎片运动时间？

针对运动量不够的情况，可以采取以下措施以获得足量的运动：①能爬楼梯就尽量不乘坐电梯；②能步行到达就尽量不乘坐公交车；③需开车外出时，可以选择距离较远的停车位，再步行至目的地。

若旅游运动量过大，应合理安排好休息时间，走走停停，避免导致长时间过量运动。

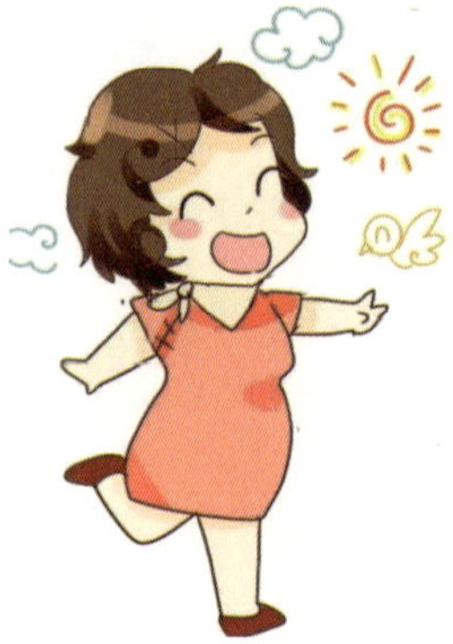

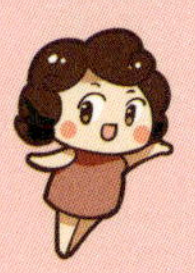

糖妈妈的科学饮食管理

扫一扫
听本章内容

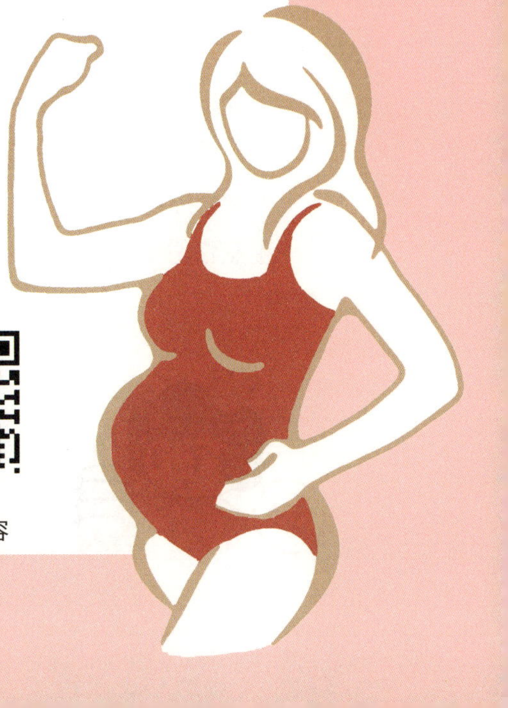

1　糖妈妈的饮食应该注意什么?

（1）饮食应遵循全面、均衡、适量的黄金法则。合理控制每日饮食总热量［每天30～35千卡/千克（体重）］，避免热量摄入过低而发生酮症。妊娠早期每日摄入不低于1500千卡，妊娠晚期每日摄入不低于1800千卡。

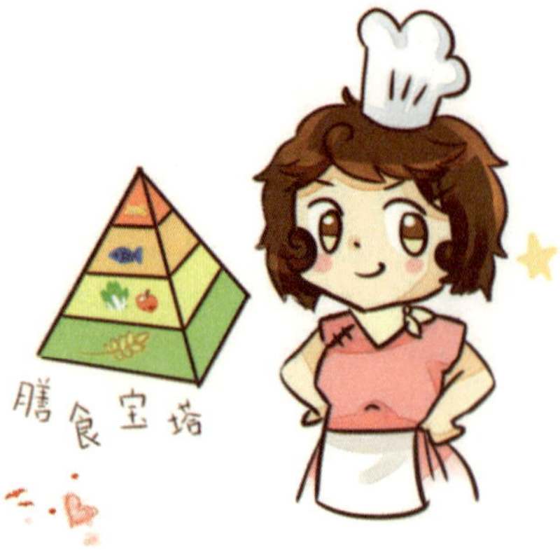

（2）碳水化合物供能应占50%～60%，应避免精制糖的摄入，但不可过度限制，否则不利于胎儿生长。每日摄入碳水化合物不少于175克。

（3）蛋白质供能应占15%～20%，每日应摄入蛋白质至少70克，而且应保证1/3 以上为优质蛋白质。

（4）适量摄入脂肪，占总热量的20%～30%。饱和脂肪酸不超过总能量摄入的7%，限制反式脂肪酸的摄入。

（5）增加膳食纤维，每日摄入25～30克，摄入膳食纤维可降低过高的餐后血糖。

（6）少量多餐，每日三大餐、三小餐，定时定量进食可有效控制血糖。

（7）必须配合一定量的体育锻炼。

（8）饮食控制不理想时，应尽早采用胰岛素治疗。

（9）烹饪方式选择清蒸、煮、凉拌、白灼、快炒的方式，不推荐炸、煎、熏、烤等方式。

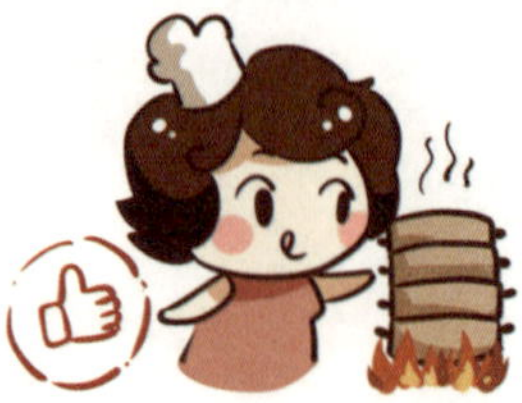

2 糖妈妈吃饭时有讲究吗？

有的。我们一般会给糖妈妈以下建议：

（1）吃饭时应该先吃蔬菜，然后搭配肉类和主食一起吃。蔬菜粗纤维含量较多，先吃蔬菜可以增加饱腹感，有助于减少主食的摄入。

（2）吃主食要少稀多干，多吃一些富含膳食纤维的食物，如小米、窝头等。这些粗粮在胃里消化的时间长，升糖指数较低，对血糖的影响也较慢，可以有效抑制餐后血糖升高。

（3）避免正餐的时候喝过多汤水，拒绝汤泡饭，以免造成淀粉糊化，吸收快，对血糖的影响大。

3 糖妈妈如何根据体重和劳动类型，每日摄入合适的能量？

不同体重与劳动强度的糖妈妈每日推荐的能量摄入见下表：

体重类型 劳动强度	低体重者（千卡/公斤）	正常体重者（千卡/公斤）	超重者（千卡/公斤）
卧床休息	20～25	15～20	15
轻体力劳动	35	25～30	20～25
中等体力劳动	40	35	30
重体力劳动	40～45	40	35

视频：糖妈妈一天膳食安排

4 糖妈妈一天的膳食该如何分配？

（1）在保证每天摄入食物的热卡总量不变的前提下，平均每天摄入12种以上食物，将一日三餐变为一日六餐。

（2）两正餐之间增加一个加餐，如增加早加餐、下午茶和晚宵夜，使营养更加全面均衡、血糖更加平稳。

（3）六餐热卡占比分别为早餐10%～20%、正餐（午、晚餐）25%～30%、加餐5%～10%。

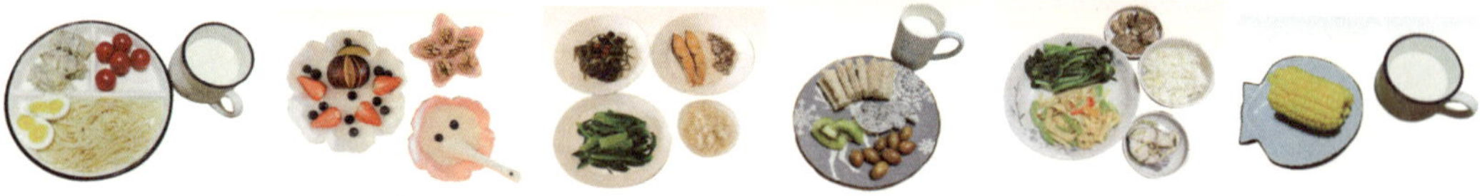

5 糖妈妈有哪些不建议吃的食物？

主要为如下7类食物：

（1）各种油炸食物，如炸鱼、炸鸡、炸肉、油条、炸薯条等。

（2）高脂肪、高胆固醇食物，如动物内脏、肥肉等。

（3）高能量食物，如奶油蛋糕、月饼、煲仔饭、汉堡包、土豆泥、（苹果、菠萝、香芋、白桃）派等。

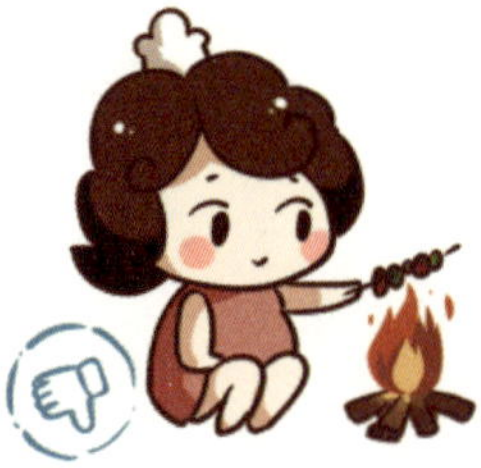

（4）煎或炒的主食，如煎馒头片、炒面、炒饭等。

（5）糯米制成的食物，如粽子、糯米饭等。

（6）米浆制成的食物，如河粉、布拉肠粉等。

（7）传统的月子食物，如姜醋蛋、红糖水等。

6　糖妈妈如何巧吃水果?

（1）讲究吃水果的量。中国营养学会妇幼营养分会推荐，孕期每天吃200克水果即可，在搭配上可以酸甜组合，双胎的孕妇可以吃250克水果。

（2）讲究吃水果的时间。一般建议在早午加餐时食用，这样可以避免一次性摄入过多的碳水化合物而使胰腺负担过重。不提倡在餐前或餐后立即吃水果。

（3）选择适宜糖妈妈的水果。如苹果、火龙果（白肉）、樱桃、橙子、香梨、百香果、莲雾、黄皮、石榴、番石榴、猕猴桃（国产绿肉）、蓝莓、柚子、青提、圣女果、番茄、西柚、枇杷、油桃、黑布林、李子等。

（4）不选择不适宜糖妈妈的水果。如水蜜桃、荔枝、柑橘、黑加仑、杨梅、香蕉、榴梿、菠萝、甜瓜、哈密瓜、西瓜、橘子、龙眼、红枣（特别是干枣、蜜枣），以及柿饼、葡萄干、杏干和桂圆等干果、果脯。

（5）尽量少喝果汁，特殊情况（如低血糖）除外。

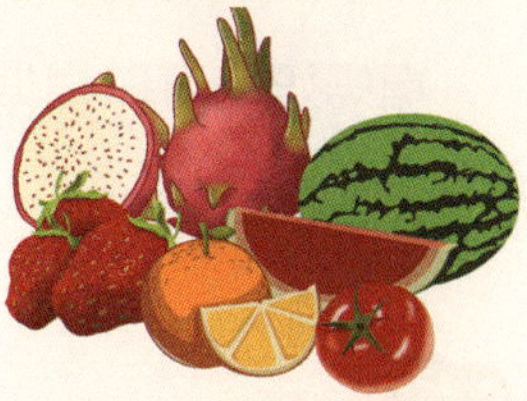

7　糖妈妈可以喝果汁吗?

糖妈妈可以喝鲜榨果汁来代替一天的水果量，但要选择不太甜的水果，不能喝带有包装的加糖果汁饮料。吃水果比喝果汁好，哪怕是鲜榨果汁。因为在榨果汁的过程中，水果里富含的那些抗肠癌的纤维素、抗氧化物质已经基本损耗殆尽。中国营养学会妇幼营养分会建议，孕期每天吃200克水果就够了。这里的水果包括果汁，也就是喝了果汁就不要再吃水果了。如果只喝果汁，一天不应超过150毫升。

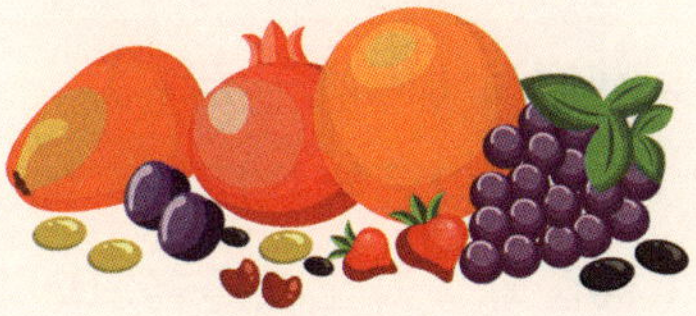

8　糖妈妈如何挑选合适的蔬菜？

按中国营养学会妇幼营养分会建议，孕期妇女每天应进食300～500克蔬菜，每餐要有蔬菜，深色蔬菜应占1/2，同时每周至少要进食一次海藻类的蔬菜。绝大多数蔬菜应选择低血糖生成指数（GI）值的食物，如西兰花、紫甘蓝、上海青、菜心、生菜、西生菜、西葫芦、小芥蓝、莜麦菜、黄花菜、黄豆芽、海带、莴笋、菜花、茭白、蘑菇和木耳类等。

（1）建议选择深色蔬菜，其含有孕妇所需要的多种营养素，丰富的膳食纤维、维生素和微量营养素等，如维生素C、维生素K、维生素A、钙、铁、叶酸和钾等抗氧化剂和有益于免疫和消化系统的物质，并且可以增加饱腹感，延迟消化吸收的效率，有助于保持肠道健康、大便通畅和稳定餐后血糖。

（2）不建议选择南瓜和甜菜等高GI值的蔬菜。

糖妈妈们可以根据个人喜好适量搭配食用，保证食物的多样性。

9　糖妈妈适合喝的汤品有哪些？

（1）煮汤。如紫菜虾皮肉片汤、三文鱼骨番茄豆腐汤、番茄杂菇／金针菇肉片汤、番茄牛肉汤、姬松茸鱼汤。

（2）炖汤。如燕窝炖奶、鱼胶炖奶/排骨/瘦肉、海参炖排骨/瘦肉、莲子百合炖排骨（莲子3～5个／百合3～5片）、姬松茸炖乌鸡/排骨、虫草花炖乌鸡。

（3）清润汤（32周后可以适当饮用）。如竹荪肉片丝瓜汤（清润）、苦瓜黄豆排骨汤（清凉）、竹荪海椰皇瘦肉汤（润肺）、海带黄豆排骨汤（体质偏寒者建议35周后饮用）、雪梨炖银耳（喉咙干涩）。

（4）健脾祛湿汤（35周后可以适当饮用）。如土茯苓瘦肉汤、霸王花排骨汤、棉茵陈土茯苓鲫鱼汤（棉茵陈、鲜土茯苓各30～50克，姜2片，用汤袋装起来，煮开后文火煲25分钟，然后捞起汤料。放一条略煎过的鲫鱼到汤水中，再煮15分钟）。

（5）减轻水肿汤。如玉米须水、赤小豆节瓜排骨汤、乳鸽绿豆汤（绿豆不爆开花）。

（6）清热汤。如柠檬水、冬瓜绿豆排骨汤、菊花水（适量）。

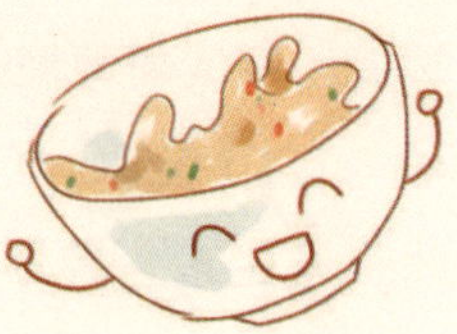

（7）安神汤。如莲子百合瘦肉汤（莲子3～5个，百合3～5片，瘦肉30～50克，姜少量，用一碗水隔水炖）。

（8）补血汤。猪肝或瘦肉煮汤，例如，蔬菜猪肝汤、杂菌瘦肉汤、番茄瘦肉汤。

10　糖妈妈的主食怎么做?

（1）让米“粗”起来。对于糖尿病患者来说，“粗米”是好东西。所谓“粗米”，就是指糙米。糙米可以在肠道中吸附胆固醇和脂肪，起到降低餐后血糖和血脂的作用。吃的时候要吃得慢一些，食量小一些，有利于控制体重。虽说“粗米”有益健康，但如果每天吃百分之百的糙米饭，口感不太好，也难以长期坚持。因此，在煮饭的时候，不妨让部分糙米、大麦、燕麦等粗粮和大米饭“合作”，口感就会比较容易接受。一般建议大米和粗粮的配比为7：3或8：2。

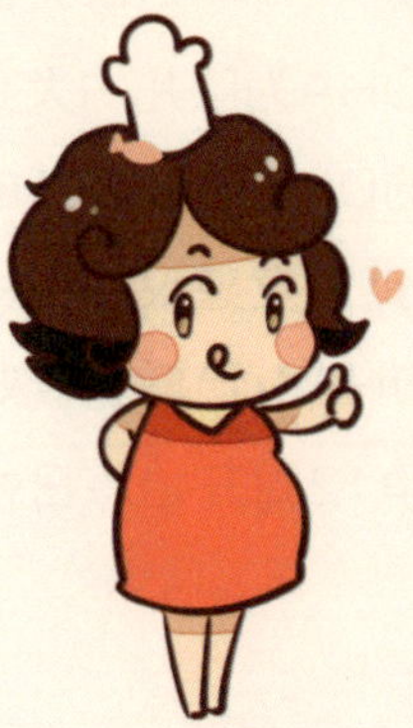

（2）让米“淡”起来。一方面，尽量不要在米饭中加入油脂，以免增加额外的能量，也避免餐后血脂更多地升高。因此，最好少吃炒饭，加香肠煮饭或者用含有油脂的菜来拌饭也应当尽量避免。另一方面，尽量不要在米饭中加入盐、酱油和味精，避免增加额外的盐分。

（3）让米“乱”起来。在烹调米饭的时候，最好不要用单一的米，而是加入粗粮、豆子、坚果等，如红豆大米饭、花生燕麦大米粥等。加入这些食材，一方面增加了 B 族维生素和矿物质；另一方面还能补充蛋白质，能够在减少动物性食物的同时保障充足的营养供应。当然，更重要的是，这样做能有效地降低血糖反应。其中豆类与米的配合最为理想，因为豆类中含有丰富的膳食纤维，有助于减缓米中淀粉的消化速度，还含有一些延缓淀粉变成葡萄糖的成分，如单宁和植酸等。

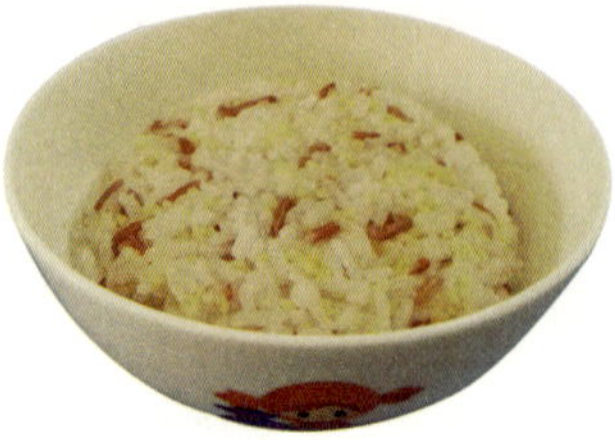

（4）让米“色”起来。白米饭固然晶莹可爱，但也意味着不含有抗氧化物质，维生素含量很低。如果选择有色的米，并用其他的食材配合米饭，让米饭变得五颜六色，就能在很大程度上改善其营养价值。比如，煮饭时加入绿色的豌豆、橙色的胡萝卜、黄色的玉米粒等，既美观，又提供了维生素和类胡萝卜素类抗氧化成分；又比如，选择紫米、黑米、红米与白米搭配食用，能提供大量的花青素类抗氧化成分，也可降低血糖水平。

11　糖妈妈需要添加营养补充剂吗？

需要。因为孕期通过合理饮食可以满足孕妇大部分的宏量营养素和部分微量营养素的需求，日常饮食难以满足需求的微量营养元素则必须通过营养补充剂来补充，常见的有叶酸、钙、铁、DHA等。中国营养学会妇幼营养分会建议：①从备孕期开始，糖妈妈们需要每天补充叶酸0.4～0.8毫克；②妊娠16周起每日摄入钙1000毫克，妊娠晚期每日增至1500毫克，另加维生素D600U；③孕妇每天铁的摄入量为28毫克，贫血的孕妇可在医生指导下服用铁剂；④DHA为胎儿的大脑和视网膜发育的关键营养物质，多吃鱼可以补充DHA。但鱼的DHA含量受鱼的种类、捕捞季节等影响。怀孕及哺乳期妇女建议每日补充DHA300毫克，婴幼儿每日补充DHA100毫克。对1、2型糖尿病合并妊娠妇女，建议孕12周开始每日补钙1500毫克，以及维生素D600U。

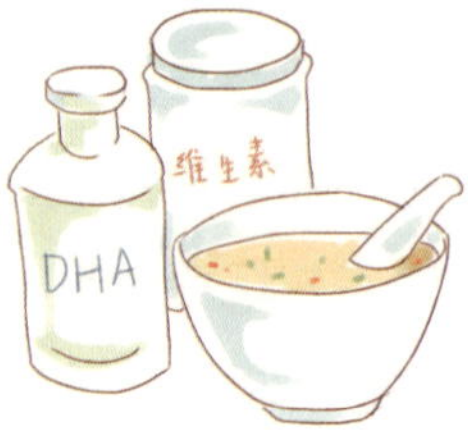

12 糖妈妈妊娠期呕吐怎么办?

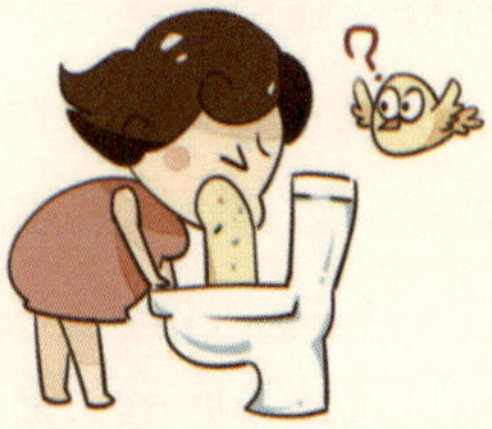

（1）症状较轻者。给予孕妇喜欢吃的、易消化的食物；少量多餐；清淡为主，避免让其闻到厨房的油烟味；采用流食的方式，尽量经口摄入少量食物。用姜和陈皮配餐，会减轻部分孕妇的呕吐症状。

（2）症状较重者。如果完全不思进食，也必须补充一些水分，可食用果汁，口含糖果、陈皮、姜制品等。让孕妇远离厨房的油烟味；尽量食用新鲜蔬菜、水果、薯类。 必要时住院给予鼻饲喂养或肠外营养支持来补充营养。

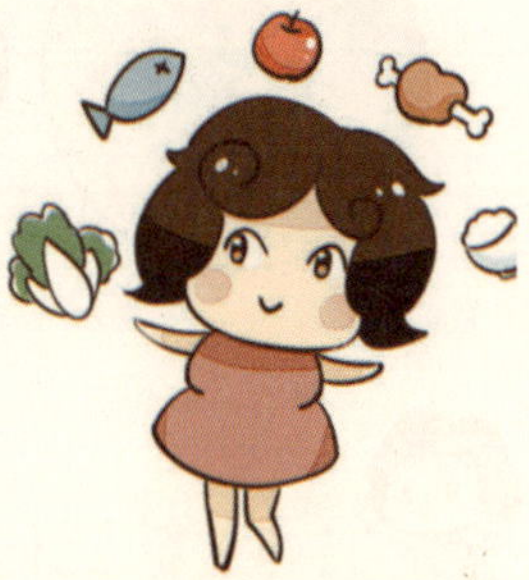

特别提醒，糖妈妈妊娠期呕吐容易发生低血糖和饥饿性酮症，应认真计算每日进食的食物种类和热卡，每日称空腹体重。若糖妈妈无精打采、尿酮体阳性、血糖低于4mmol/L，应及时就诊，必要时给予静脉补液营养治疗。另外，因妊娠剧吐、进食量不足、热卡不够，胰岛素的需要量会相应减少，应及时调整胰岛素的使用剂量，严防低血糖发生。

13 糖妈妈如何科学加餐?

加餐的目的是使血糖由不稳定过渡到稳定，同时减轻胰腺负担。即使无饥饿感，也建议定时加餐，这样全天摄入的碳水化合物才能均匀地分配，有利于将血糖控制在正常范围。加餐建议如下。

（1）限量。应从正餐中匀出食物作为加餐用，千万不要正餐按照原量又再度加餐，加餐量应为总热量的5%～10%，即加餐不加量。

（2）限时。加餐宜选在餐后2～3小时。一般而言，餐后2小时达到血糖值的高峰，随后下降，加餐应在下降的时段。发生特殊情况时不要拘泥于时间，要及时加餐。如：运动量过大时，应在运动后少量进餐；发生低血糖反应时，应立即进餐，喝糖水、蜂蜜水或吃饼干等。

（3）限份额。加餐可选用牛奶、无糖酸奶、苏打饼干、全麦面包、饺子、玉米、水果、坚果、黄瓜、西红柿、汤等。

在保证每天主食总量不变的前提下将三餐变为六餐。两餐之间再加一餐，比如早上加餐补充一瓶鲜奶搭配半份水果，下午加餐补充一份淀粉搭配半份水果一份坚果，晚上加餐补充一瓶鲜奶搭配一份饺子，可使血糖更加平稳，营养更加全面。

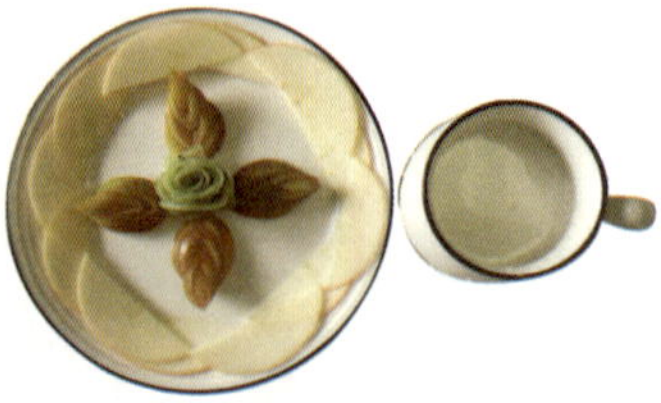

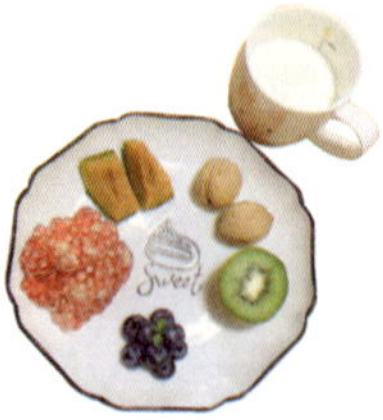

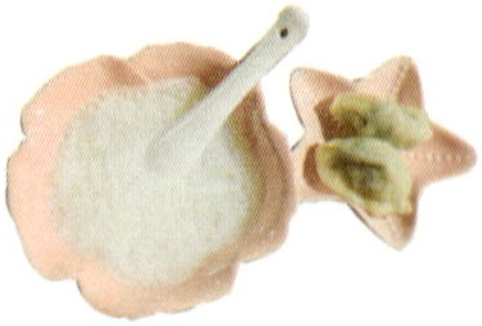

14　糖妈妈适合喝的粥品有哪些?

糖妈妈应避免喝白粥，但是可以适当喝杂粮粥。杂粮粥的制作需要减少大米的分量，加一些杂粮和青菜，如小米、燕麦、菜叶等。另外熬粥的时间也不宜太长。

适合的杂粮粥做法举例：

主料：杂粮（小米）45g（生重），大米10g；配料：猪肉末35g，蔬菜、姜丝少许。辅料：干贝5g、虫草花5g、姬松茸5g、虾皮1g。米水比约为1：9（水约3碗），成粥1.5～2碗，热量约为280千卡（3.1份）。

烹饪步骤：除蔬菜外，其他食材全部放在锅里煮；大火煮开后转中火（烹饪时间约为15分钟，烹饪时杂粮不爆开花），将蔬菜加入煮熟后即可出锅。

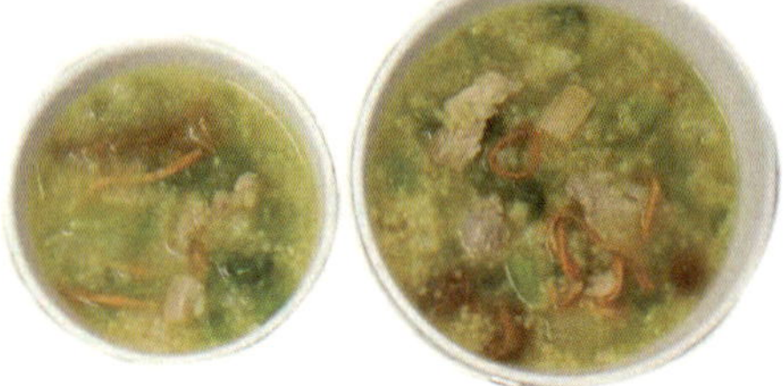

15 糖尿病合并高血压的糖妈妈应该怎么吃？

（1）按糖尿病饮食总热卡控制，但进一步限制钠（盐）的摄入，每日摄入总量不超过6克。

（2）避免含盐量高的食品，如浓肉汤、腌制食品、罐头制品、外卖油炸食品、加工肉制品和海产干货。

（3）酱油也不能摄入过多，因6毫升酱油约等于1克盐的量。尽可能培养清淡口味，也可用其他调味品烹制出多种风味来满足食欲。

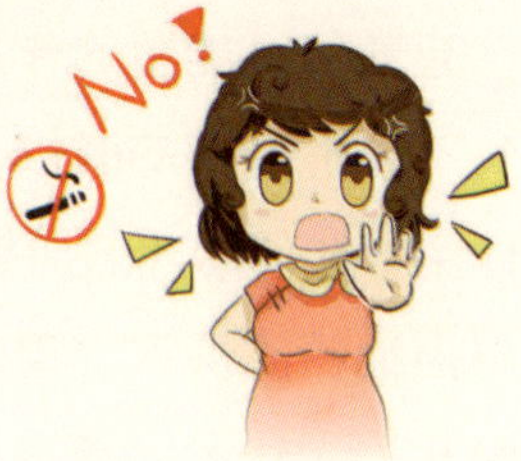

16 糖尿病合并高血脂的糖妈妈应该怎么吃？

首先应该了解，脂肪对胎儿神经系统的发育是必不可少的，但同时我们也知道，过多的脂肪摄入会引起妈妈体重增加过快，使血糖更难控制；过多的脂肪摄入也是心、脑血管疾病发生的潜在危险因素。因此，糖妈妈合并高血脂，对脂肪的摄入应该有所限制，不能超量，但不是绝对不吃，每日可摄入一茶匙左右，避免反式脂肪等。

17 糖妈妈可以吃降血糖的食物吗？

食物没有降血糖的作用，只有升糖高低的区别。至于“传说”中的苦瓜、玉米须等可降低血糖，只是因为其本身糖分含量低，并且含有较高的膳食纤维，吃后血糖变化较小而已。

18 糖妈妈需要禁糖吗？

实际上，葡萄糖是生命中不可缺少的。糖不仅仅起着提供能量的作用，而且能燃烧脂肪。孕期绝对不是拒绝糖的时候。因为胎盘对糖分有“过滤”作用，能使胎儿的血糖含量比母亲的低3倍。如果你再拒绝糖的摄入，母体及胎儿会出现低血糖，那么胎儿的生长、大脑发育都有可能受到影响。因此，糖妈妈既要控制血糖过高，又要防止低血糖的发生。

在食物选择方面，应正确选用各种类型的糖，选择升糖指数低的食物。只要避免进食消化后血糖的突然升高就可以了。一般建议选择那些既含糖，也含蛋白质和脂类的食物，避免只是单纯地从巧克力或含糖高的饮料中获取糖分。

19 什么是隐形糖？

隐形糖一般是指人类制造食品时所加入的蔗糖（白砂糖、绵白糖、冰糖、红糖）、葡萄糖和果糖等，也包括食品工业中常用的淀粉糖浆、麦芽糖浆、葡萄糖浆、果葡糖浆等甜味的淀粉水解产品。 通俗地说就是“看不见而确实存在的糖”。

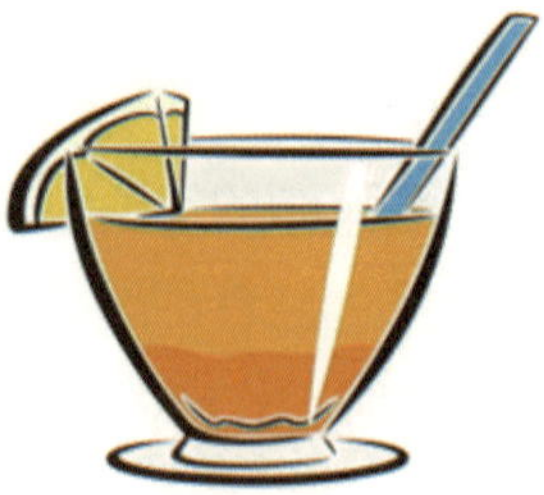

世界卫生组织所指的隐形糖，并不包括新鲜完整水果中天然存在的糖，也不包括奶类中的乳糖，更不包括粮食谷物和薯类中的淀粉。

注意：纯水果汁、浓缩水果汁和蜂蜜也含糖，尽管它们都给人们以“天然”和“健康”的印象。

20 怎样限制隐形糖的摄入?

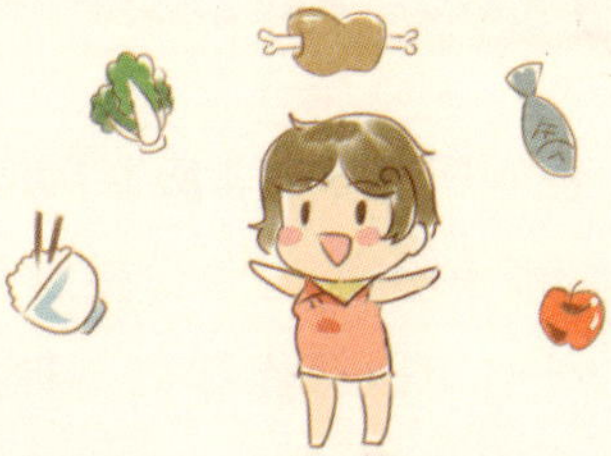

直接吃水果，市售果汁和鲜榨“原汁”应当控制在1杯以内。榨果蔬汁时尽量多放蔬菜，少放水果，避免自制果蔬汁含糖过多；限量饮用乳酸菌饮料，认真阅读食品标签上“碳水化合物含量”一项（乳酸菌饮料中的碳水化合物大部分为添加的糖）；喝牛奶、豆浆不要加糖；如果某种产品号称“低糖”或“无糖”，那么要看看它是否达到营养标签上说明的标准（100 毫升液体或 100 克固体当中的糖含量低于 5 克为低糖，低于 0.5 克才能标注为无糖）；尽量控制烘焙食品的摄入量，自己制作面包饼干点心除非不加糖，否则就不可以每天放开吃；日常家庭调味中尽量不要养成喝粥加糖的习惯；甜汤要少喝，做菜放糖最好限制在不明显感觉到甜味的程度；小心“营养麦片”和各种“糊粉”类产品中加的糖。

21 糖妈妈可多吃南瓜和胡萝卜吗?

南瓜的营养成分较全面，尤其胡萝卜素含量高，并含有丰富的糖类和淀粉；而胡萝卜的维生素C含量高，因此，很多糖妈妈误以为这两种食物对于糖尿病患者而言也是“健康食品”，可以多吃。但其实，南瓜的GI值高达75，胡萝卜的GI值高达71，都属于高GI食物，都不利于血糖的控制。因此，糖妈妈不宜多吃南瓜和胡萝卜。

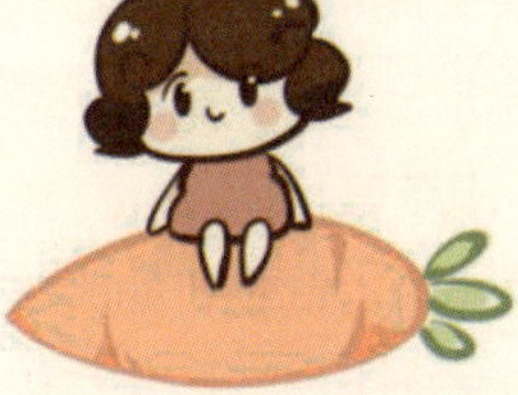

22 糖妈妈如何挑零食？

视频：糖妈妈零食计划

糖妈妈挑零食，应掌握以下几个数字。

（1）明确“1”个概念

什么可以算作零食？糖妈妈的三小餐，可以理解为零食。吃零食要讲究营养，不能只图解馋，此外要将“零食”所含的热量计入每天饮食的总热量中，定额定量。零食的热量仅占总热量的15%～20%。

（2）挑选“2”个原则

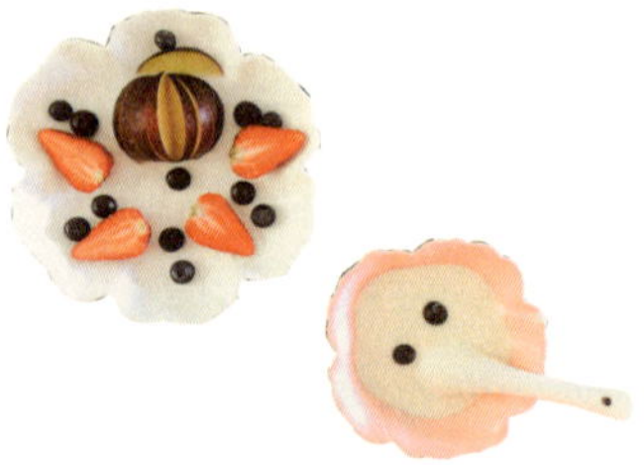

原则一：低升糖指数（不会明显升高血糖）；原则二：天然、低糖、低盐、低油脂，无添加剂和加工。

（3）可吃的“3”类零食

①坚果。兼具了天然、少加工、低糖等特点，可以补充DHA，可作为糖妈妈零食的首选。不过不同坚果的油脂含量不同，要区别对待。大杏仁、腰果、开心果、花生的油脂含量为45%～50%，一天可吃10颗花生米或者七八颗腰果。榛子、核桃、夏威夷果等油脂含量超过60%，要控制食用量。

②水果。富含维生素和纤维素，口味香甜，是糖妈妈可以选择的零食。挑选时要注意水果糖分含量。可选草莓、苹果、火龙果（白肉）、猕猴桃等含糖量不高的水果；慎选香蕉、甘蔗、葡萄、荔枝、龙眼、哈密瓜等糖分过高的水果。

③杂粮谷类点心。如大麦面包、小麦面包、燕麦面包、荞麦面包、黑米点心、甜玉米，低糖饼干等。需计入糖类食品的份额，建议选择有独立小包装的，方便计算热卡。

（4）不建议吃的“4”类零食

①甜食类，如巧克力、甜饼干、甜面包、果酱、蜂蜜等；

②高淀粉食物，如土豆、山芋等；

③熬煮时间过长或过细的淀粉类食物，如大米粥、糯米粥、藕粉等；

④煎炸食品、腌制食品和各种含糖的饮料、果汁、酒精饮品等。

视频：糖妈妈节假日饮食须知

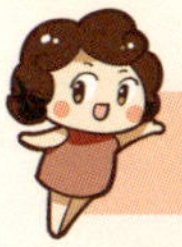

23　糖妈妈过春节怎么吃应节食物汤圆？

汤圆（元宵）的主要原料是糯米粉，属于主食淀粉类，分为实心和带馅两种。带馅的又有甜、咸之分，甜馅的一般有豆沙、黑芝麻、果仁、果脯等口味；咸馅的一般由鲜肉丁、火腿丁、虾仁等组成。若糖妈妈选择带馅的，建议选择黑芝麻、鲜肉丁、虾仁。

汤圆的烹饪方式有煮、蒸、油炸、拔丝、酒酿等。建议糖妈妈选择煮和蒸两种烹饪方式。

因4颗汤圆的热量就相当于1碗米饭的热量（约300千卡），而其中的油脂也是不能忽略的，因此吃汤圆的当日要平衡膳食，相应减少主食和油脂的摄入量。

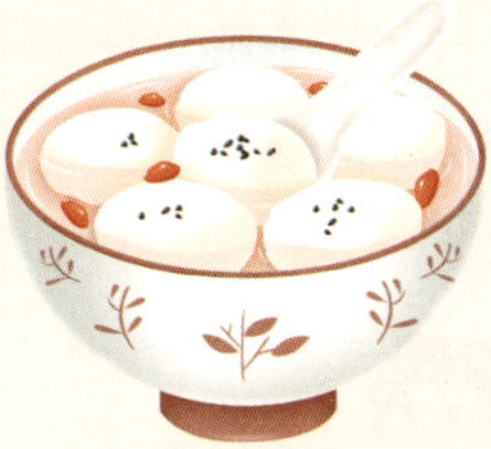

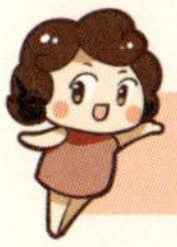

24　糖妈妈过情人节能吃巧克力吗？

巧克力的主要原料是可可，它含有多酚类化合物，还含有丰富的脂肪、蛋白质以及膳食纤维等活性成分。据文献报道，可可产品中的多酚类化合物具有抗氧化作用，而且比茶和红酒高，因此糖尿病患者可以适量食用巧克力。情人节准爸爸选择巧克力送糖妈妈时要注意两方面：一方面要关注其中糖的含量（查看包装盒上的营养成分表），建议选择低糖的黑巧克力；另一方面要查看可可脂的含量，可可脂含量越高的产品营养价值越高。巧克力虽然好吃，但它的热量太高，建议糖妈妈们浅尝辄止。而对于孕期体重控制不达标、体重增加速度过快的糖妈妈，还是建议准爸爸情人节选择其他礼物表心意。

25 糖妈妈过端午节能吃应节食物粽子吗?

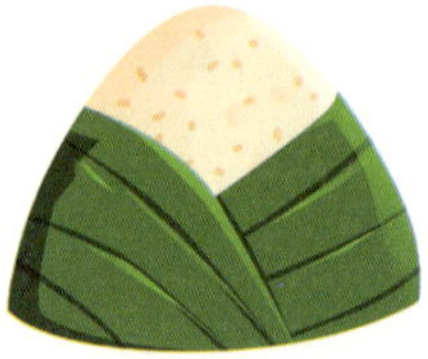

市面上卖的粽子种类繁多，但是都属于高脂、高糖的食物，似乎没有特别适合糖妈妈的。糯米升血糖快且孕妇难消化，因此不建议糖妈妈吃粽子，血糖控制不佳的糖妈妈尤其要戒口。

应节怎么办？建议糖妈妈可自行包粽子：首先，材料的选择标准要求少油、少盐、少糖、高纤维，将传统食材中的咸蛋黄、五花肉、腊肠等替换成香菇、竹笋、栗子、瘦肉、蔬菜、萝卜干等，以紫米、芸豆来替代糯米，并将包粽子的米量减少，这样包出来的迷你粽子既与众不同，又美味健康，然后搭配蔬菜分次吃。此外，吃粽子时还需要同时适当减少其他食物的摄入来确保一天摄入的总热量不变。

26 糖妈妈过中秋节能吃应节食物月饼和柚子吗?

月饼属于高糖、高脂、高热量的食物，就拿普遍受大家喜爱的双黄莲蓉月饼来说，一个重量在175～200克的双黄莲蓉月饼，热量可高达700～800千卡，超过了一顿正餐所需要的热量。糖妈妈吃月饼的建议如下：

（1）对于孕期体重控制不达标、体重增加速度过快的糖妈妈建议忌口。

（2）尽量选择含有木糖醇、麦芽糖醇、山梨糖醇等成分的月饼，此类糖醇的代谢不需要胰岛素的参与，血糖波动较小。

（3）将月饼切成小份，每次只吃一小份，同时减少正餐的主食摄入，辅以蛋白质和维生素等，控制血糖的波动。

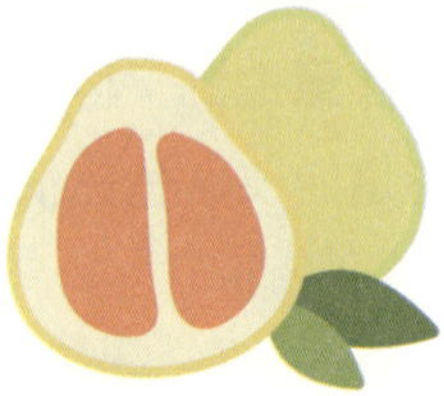

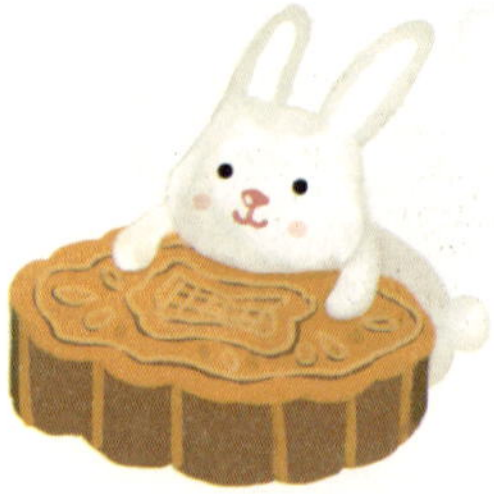

（4）尽量在早餐、午餐或者下午点心餐的时候食用，不要在晚餐的时候食用，以免摄入过多热量。

（5）多运动，以抵消热量的摄入。

柚子相对于月饼来说是低GI值的食物，它所产生的热量要比月饼低得多，100克柚子所含有的热量只有33～42千卡，所以糖妈妈们是可以食用的，但每次食用的量建议控制在本人拳头大小。

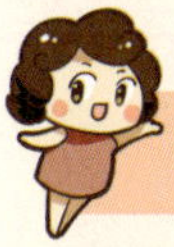

27　糖妈妈过腊八节能吃应节食物腊八粥吗?

农历十二月初八是腊八节。每到这一天，家家户户都要熬上一锅用江米、小米、黄米、白米、栗子、莲子、红豆豆、红枣等煮成的腊八粥。

糖妈妈可以吃腊八粥，但建议选择低GI值的食材，合理搭配，如粗粮类（黑米、荞麦、燕麦）、杂豆类（红小豆、绿豆、鹰嘴豆）、坚果（花生、杏仁）等。另外，因选择的食材里有杂豆，不容易煮熟，一般建议将煮粥的食材提前浸泡6～8小时，这样能减少煮粥的时间，降低粥的糊化程度。同时，尽量避免选择大枣、桂圆等高GI值的食材煮粥。特别提醒，糖妈妈吃粥不宜加糖。

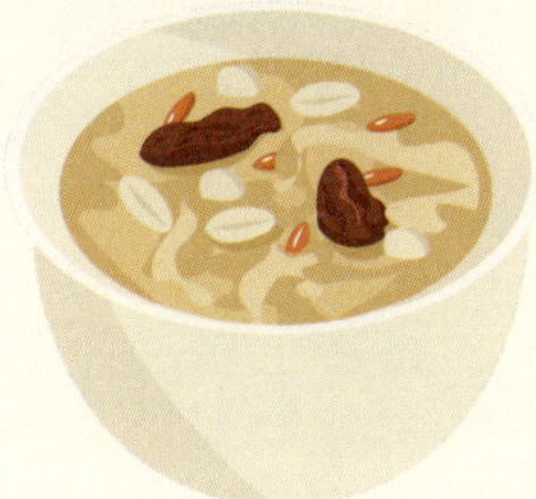

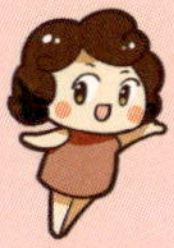

糖妈妈运动须知

扫一扫
听本章内容

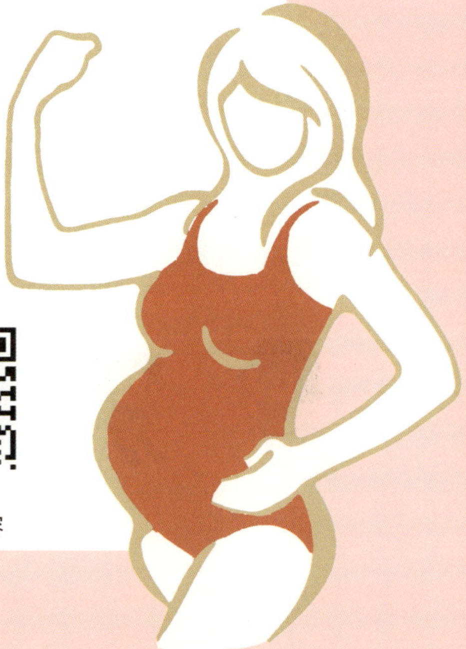

1 妊娠期适合开展哪些运动？

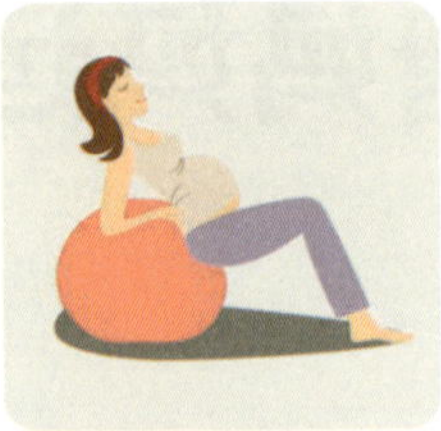

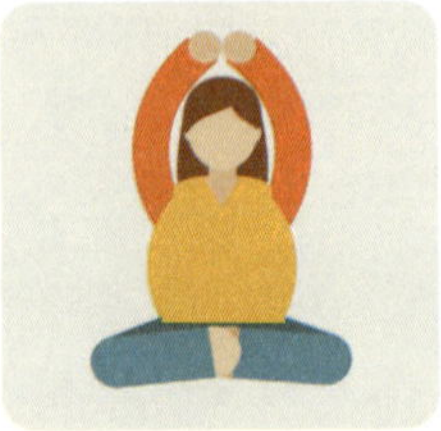

最安全的运动形式应能维持孕妇孕期体重的合理增长且不引起胎儿窘迫和子宫收缩。

孕妇可根据场地及兴趣选择合适的运动方式，如散步、游泳、瑜伽、健身操、爬楼梯、上肢运动等，这些都是妊娠期推荐的运动形式，其中散步是最受欢迎的方式之一。

孕晚期应以舒展运动为主，加强盆底、腿部、手臂等部位的肌肉训练，为分娩做好体能准备。孕37周以后尽量避免水中运动，以免胎膜早破而感染。

2 妊娠期不适合开展哪些运动？

（1）竞赛及身体接触性运动。如女运动员妊娠后应停止剧烈运动和参加比赛。

（2）关节过屈或过伸运动。

（3）平衡及协调性运动和包含剧烈的跳跃、快速转体的运动，如滑雪、体操、篮球、足球、跳伞、潜水、骑马等，因这些运动存在腹部撞击及摔倒的风险。

另外，非高原居住的孕妇，也不建议在海拔2500米以上的地方散步。

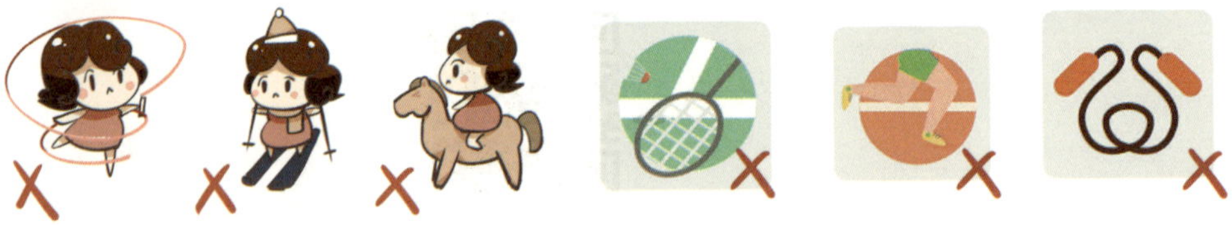

3　妊娠期运动的禁忌证有哪些?

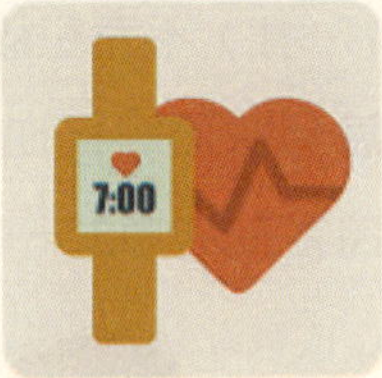

美国妇产科医师协会（ACOG）在对妊娠期中等强度锻炼的指导中指出以下禁忌证：①妊娠期高血压疾病；②胎膜早破或提早出现阵痛；③宫颈机能不全/宫颈环扎术后；④孕中期或孕晚期持续阴道流血；⑤胎儿生长受限；⑥多胎妊娠；⑦有慢性高血压或甲状腺功能亢进，以及心脏、血管或肺部疾病等的妊娠妇女。

除了上面这些禁忌证，北京协和医院的郎景和教授还提出了有下列情况的孕妇不适合做剧烈运动：①以前有过 3 次或 3 次以上自然流产；②早产；③前置胎盘。

4　为什么糖妈妈运动不宜过量?

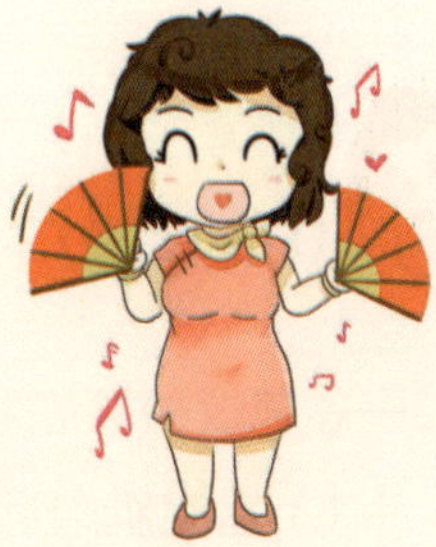

孕期有氧运动过度存在一定的弊端。母体全身骨骼肌的高氧耗和高代谢可造成胎盘灌注血流量减少、胎儿低血糖的发生而导致胎儿生长受限，或交感神经过度兴奋刺激机体分泌去甲肾上腺素，可能诱发子宫收缩而引起流产或早产。

若运动强度过大和持续时间过长、运动环境高热潮湿，可使母体中心体温升高1.5℃以上，从而影响胚胎的发育。已有研究证实，在早孕45～60天，母体高热大于39℃可致胎儿出生缺陷，但目前暂无过度运动致胎儿畸形的报道。

丹麦对92 000例孕妇进行妊娠结局与运动的关系的研究发现，孕11～14周的孕妇，流产率随运动时间的延长而增加，故妊娠早期建议减少运动强度及持续时间。孕14周进入中期妊娠是进行运动的最佳时机。

5 糖妈妈运动时如何防止低血糖的发生？

（1）不宜空腹锻炼。运动会消耗能量，空腹锻炼容易出现头晕、心慌、出冷汗甚至昏迷等低血糖反应，故糖妈妈不宜空腹锻炼。尤其是注射胰岛素或口服降糖药者在锻炼时一定要预防低血糖的发生，必要时提前适当加餐。

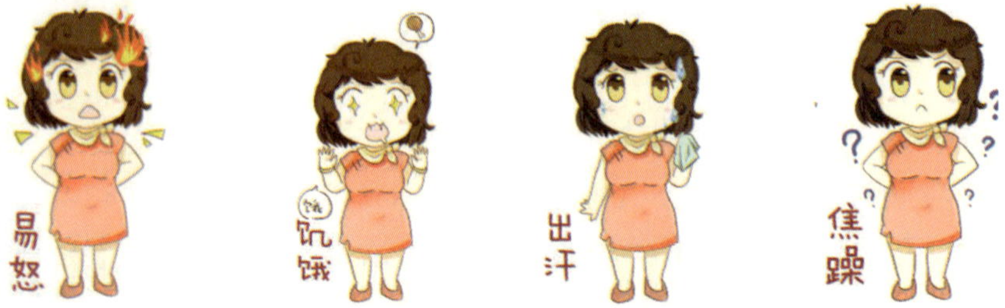

（2）备加餐食品锻炼。建议糖妈妈运动时，随身携带饼干、糖果、含糖饮料，运动时一旦发生心慌、手抖、出冷汗等低血糖症状，应及时食用。注意，巧克力并不是糖妈妈低血糖时加餐的最佳选择。

6 有早产风险的糖妈妈可进行哪些运动？

一般建议做盆底肌肉锻炼[凯格尔（Kegel）训练]、上肢运动和卧床操。

（1）盆底肌肉锻炼是指孕后的妊娠特异性盆底肌肉运动训练，能减少尿失禁和盆腔脏器脱垂。

（2）上肢运动是最安全的运动之一，不会引起子宫收缩。有研究表明，采用上肢功率计对妊娠期糖尿病进行治疗的方法是有效的，甚至可以免除或减少某些患者的胰岛素治疗。

（3）卧床操详见第56页的第14问。

7 如何进行盆底肌肉锻炼?

视频：糖妈妈盆底操和上肢运动

建议首先排空膀胱，收缩盆底肌肉并持续2～5秒，然后放松肌肉2～5秒，重复10～15遍为1次治疗，3次/天，通常训练4～6周后，大部分患者的症状可改善，3个月后可显著改善。

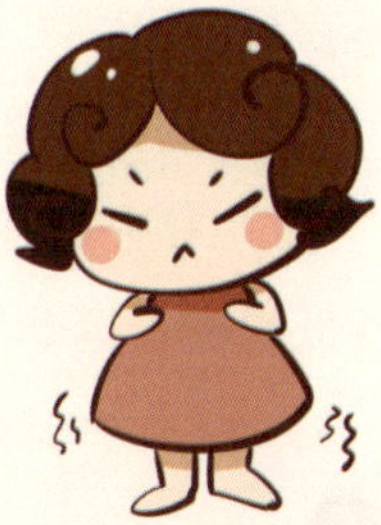

孕期进行盆底肌肉锻炼，在锻炼体位和方法选择上必须接受专业指导并相对谨慎，亦可配以会阴按摩。

产后长期持续进行盆底肌肉功能训练，是目前公认的防治产后尿失禁的一个简单易行、无痛且有效的方法。

8 如何进行上肢运动?

（1）在医院。采用上肢功率计进行运动。

（2）在家庭。让孕妇坐在坚固的椅子上或躺在床上，手持2磅哑铃或饮料瓶内装水或沙约0.91千克（约等于2磅），先左右手交替上举各10次，然后双手同时上举10 次，重复以上动作，共持续20分钟。

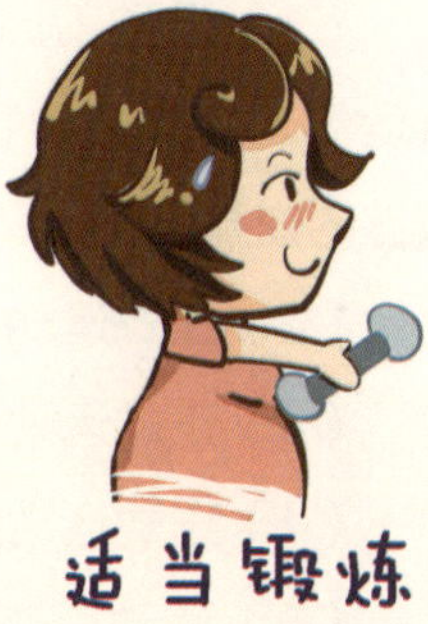

9 糖妈妈运动时应该注意什么?

（1）运动前做一些必要的准备，选择合适的鞋袜、衣服和合适的胸罩，确定适当的场地，准备适量的糖果等。

（2）运动前要有热身运动，结束时也应再做一些放松运动，要逐渐结束。

（3）持续运动时间不宜过长，一般20～30分钟即可。进食30分钟后进行运动，运动后休息30分钟，运动前后要数胎动。

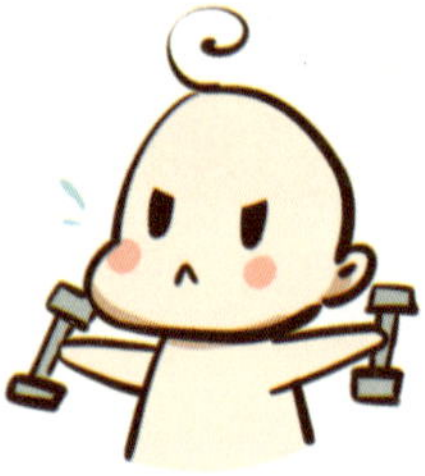

（4）选择较舒缓但有节奏的运动项目，如散步、缓慢地游泳和打太极拳等。

（5）运动量不宜过大，一般使心率保持在每分钟130次以内为宜。运动时不宜过热，锻炼身体后腋下体温不宜超过38.3℃，运动后沐浴注意保暖。

（6）切记不能进行剧烈刺激的运动，如跑步、球类、俯卧撑、滑雪等。

（7）补充足够的水分和营养，以满足孕期运动的需要，防止低血糖反应和延迟性低血糖。运动后2～4小时应补充适量碳水化合物。

10 糖妈妈的安全运动“五步法”是什么？

（1）运动前自我血糖检测。运动前如血糖低于4.0mmol/L，应先吃点东西再运动，避免低血糖；运动前如血糖高于13.9mmol/L，应该延后运动，避免应激性的血糖升高。

（2）正式运动前先进行5～10分钟的热身运动。

（3）正式运动20～30分钟。

（4）正式运动后，进行10～20分钟的恢复放松运动。

（5）运动后监测血糖。运动后如血糖低于4.5mmol/L，应立即进食含糖食品，防止低血糖。

11 妊娠期在运动过程中出现哪些状况要中止运动？

一旦出现下面一些状况，应中止运动和锻炼，并尽快就诊。

（1）阴道出血或有液体漏出。

（2）骨盆前下方疼痛。

（3）感到头晕、无力、呼吸费力甚至困难。

（4）腹部剧烈疼痛。

（5）胸部疼痛。

（6）胎动减少。

（7）严重头痛等。

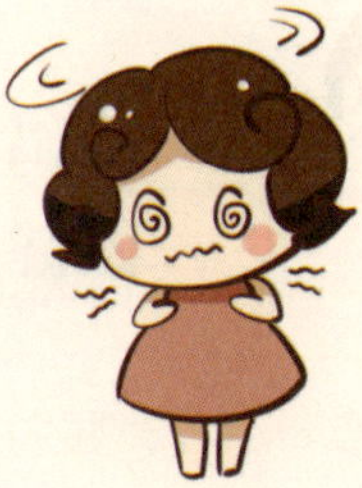

12 妊娠期运动推荐的频率、强度和时间是多少？

美国妇产科医师协会对妊娠期运动和锻炼的频率、强度做了如下规定：强度采用轻度至中度的锻炼方式，并且需要经常运动（每周至少3次）；最好是间歇性的运动，建议运动时脉搏每分钟不能超过140次，但对每次运动的时间没做明确要求。孕妇的运动强度要遵循个体化和由轻到重循序渐进的原则，重视在运动中和运动后的自身感觉，以能完整说一句话为适度。

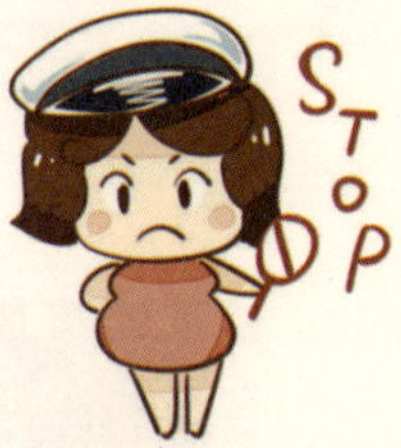

13 糖妈妈合并高血压还可以运动吗？

（1）需医师评估后进行。在运动前进行心电图检查以排除心脏疾患，并需排除大血管和微血管并发症。心脏和身体没有问题的情况下，只要不是过于刺激和剧烈的运动都是可以的。

（2）推荐的运动有散步、快走、适当爬楼梯、跳健身操等有氧运动。

（3）运动的益处：运动可促进血液循环，提高葡萄糖的摄取和利用，使体内高血糖逐渐下降，还可以消耗脂肪，对体重增长过快、偏胖型糖妈妈非常有益；可以改善心肺功能，增加血管弹性，减少高血压、糖尿病的严重并发症。除此以外，运动也能帮助放松心情。

14 糖妈妈若合并宫颈机能不全，需要短时间卧床，怎么做健康操？

第一部分：屈肘运动。

孕妇平躺在床上，双腿屈曲，双手分别握持1千克哑铃。负重单手屈肘运动：先左后右；负重双手交替屈肘运动：先左后右；负重双手屈肘运动。

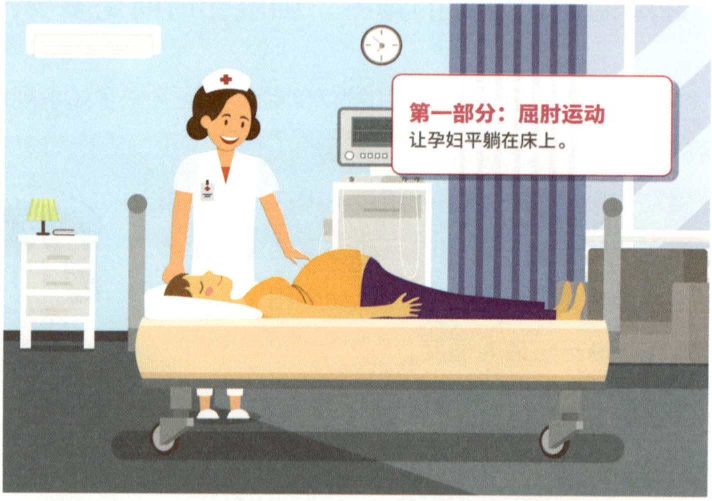

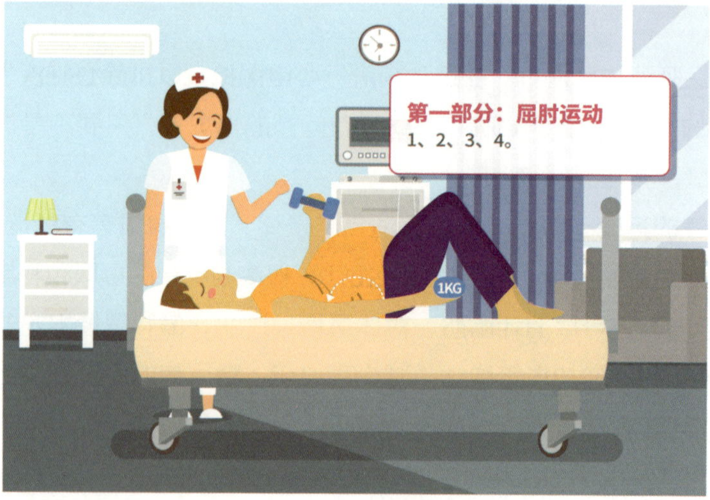

第二部分：踝伸运动。

双腿伸直，脚尖与小腿呈90°，保持5秒，放松5秒，然后足尖缓缓向小腿侧屈曲至最大限度，保持5秒，放松5秒。重复4次。

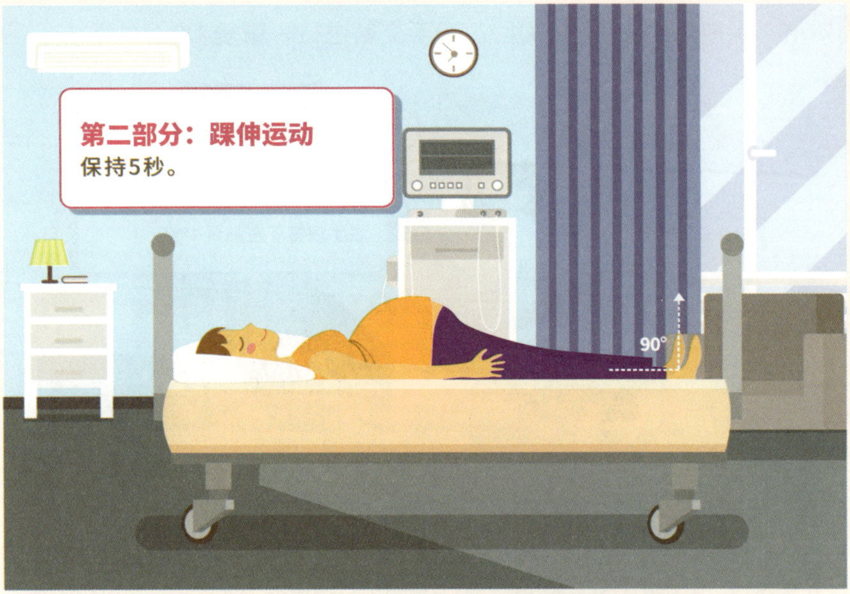

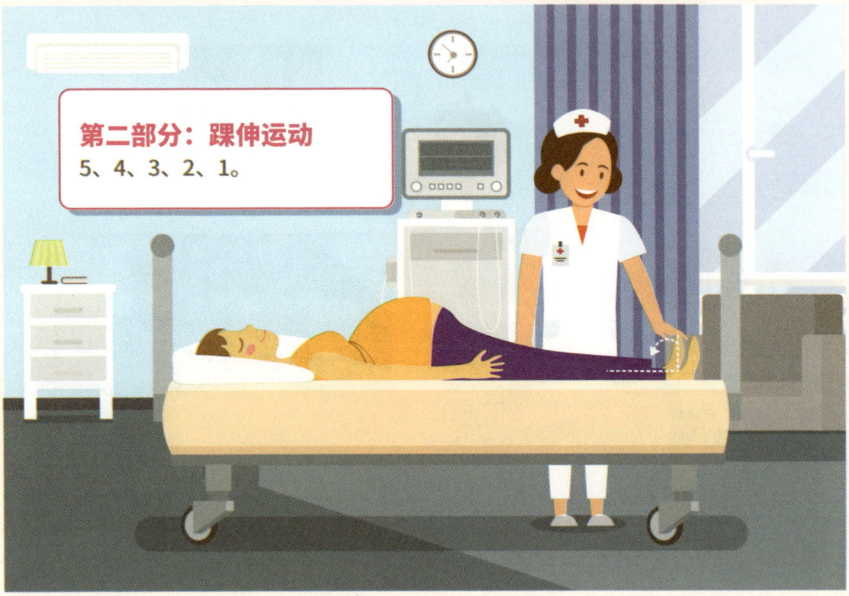

第三部分：上肢抗阻运动。

双腿屈曲，双手握拳，左上肢上举与床面呈45°～60°，肘关节屈曲呈90°，右手放置于左前臂中部，双手同时用力对抗，保持20秒，放松10秒；换手，右上肢上举与床面呈45°～60°，肘关节屈曲呈90°，左手放置于右前臂中部，双手同时用力对抗，保持20秒，放松10秒。双手交替进行，重复4次。

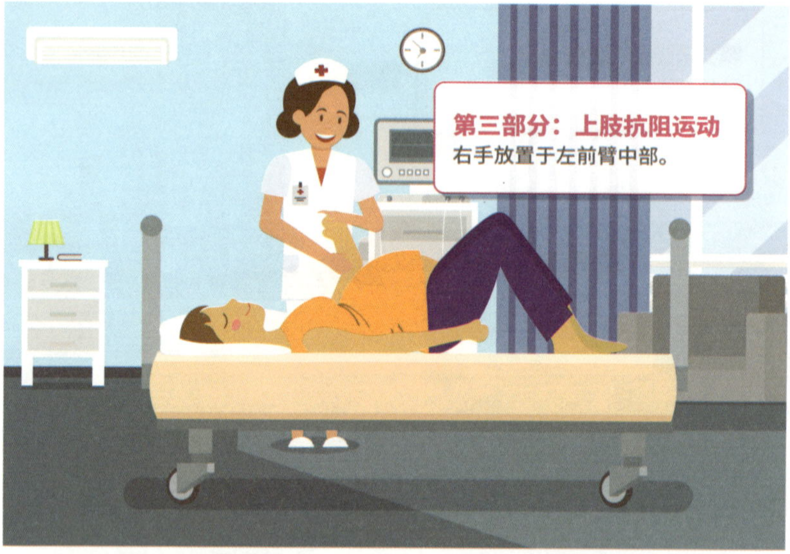

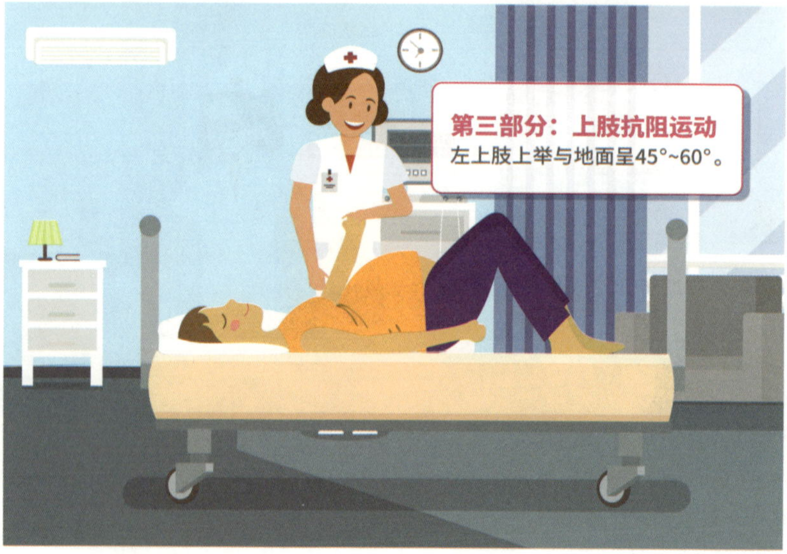

第四部分：抬腿运动。

双腿伸直，左足尖缓缓下压至最大限度，左腿上抬与床面呈45°，保持5秒，放下；换右腿，右足尖缓缓下压至最大限度，右腿上抬与床面呈45°，保持5秒，放下。两腿交替进行，重复4次。

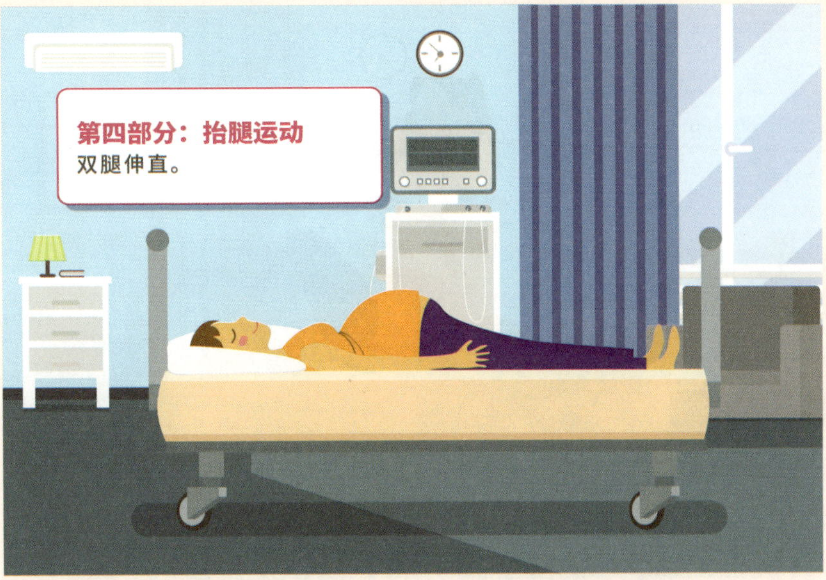

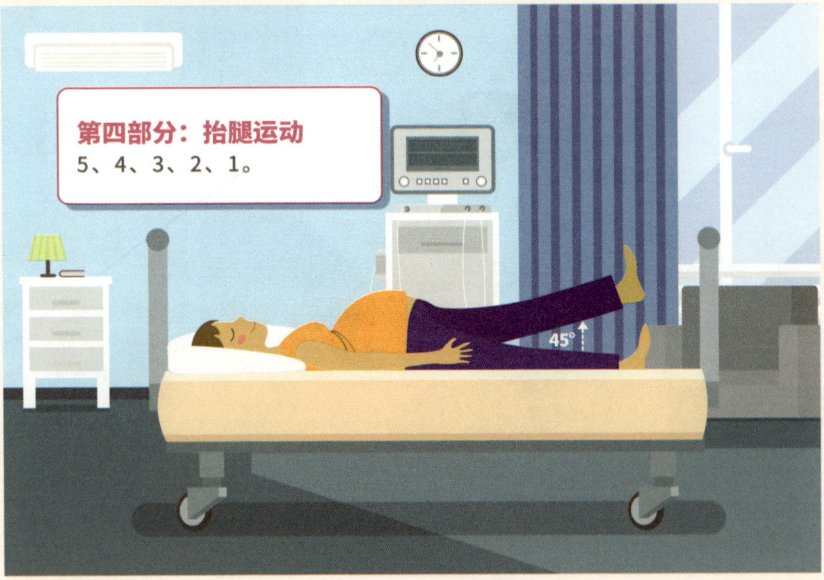

第五部分：上肢背伸运动。

双腿屈曲，左手掌心向上，平伸与身体呈60°，右手握住左手手指，用力使掌心向外，保持5秒，放松5秒；换手，右手掌心向上，平伸与身体呈60°，左手握住右手手指，用力使掌心向外，保持5秒，放松5秒。重复4次。

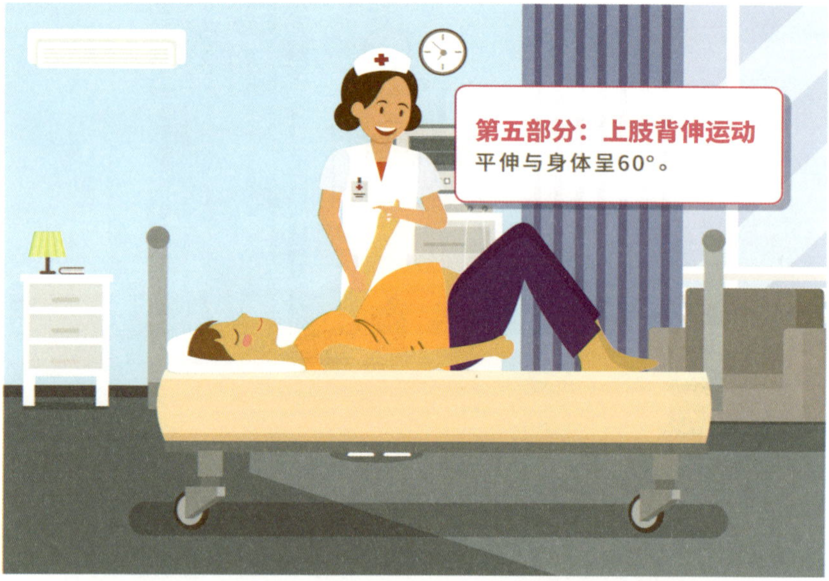

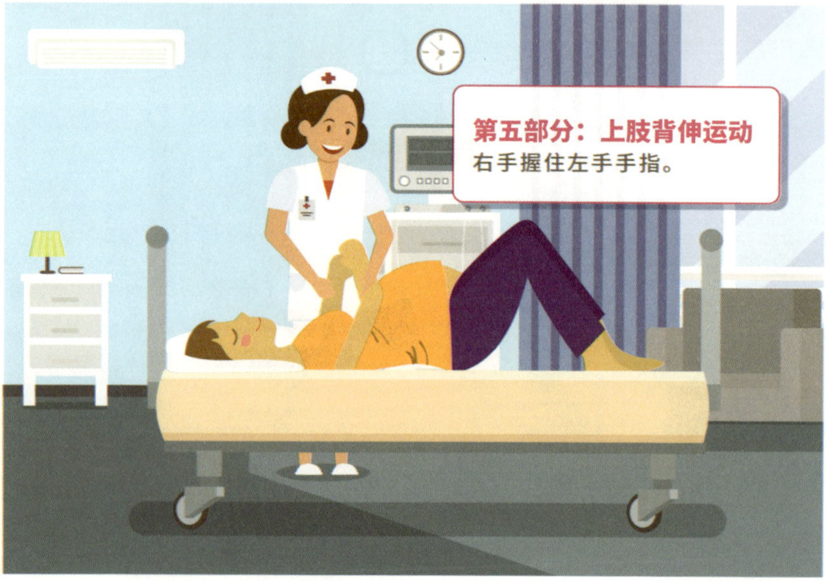

第六部分：腿部外展运动。

两腿伸直，左足尖缓缓向下压至最大限度，保持5秒，左腿稍上抬离开床面，外展45°，保持5秒，复位，放松5秒；右足尖缓缓向下压至最大限度，保持5秒，右腿稍上抬离开床面，外展45°，保持5秒，复位，放松5秒。两腿交替进行，重复4次。

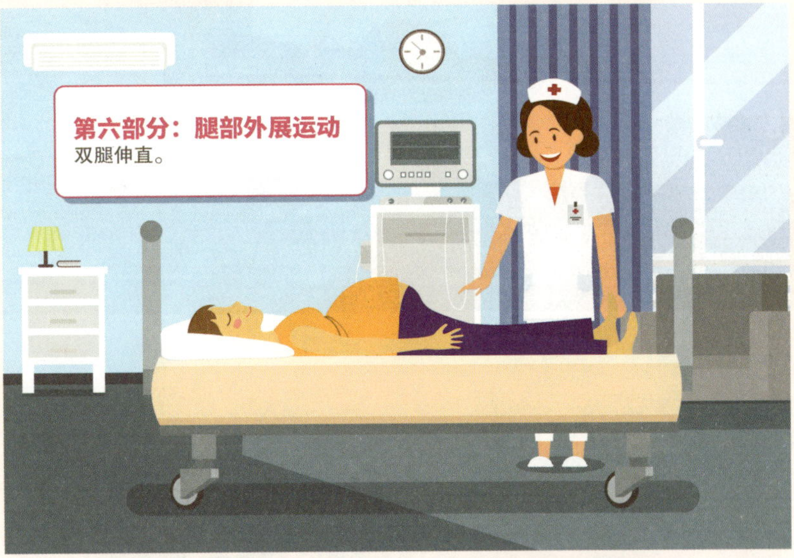

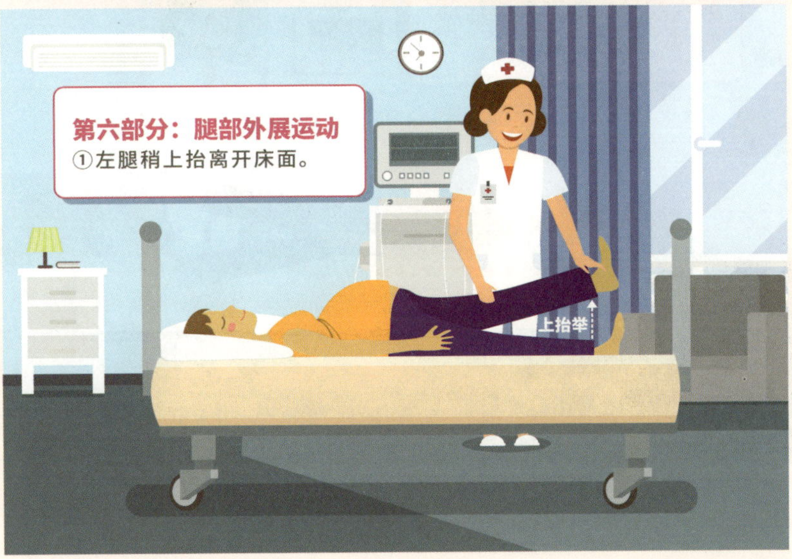

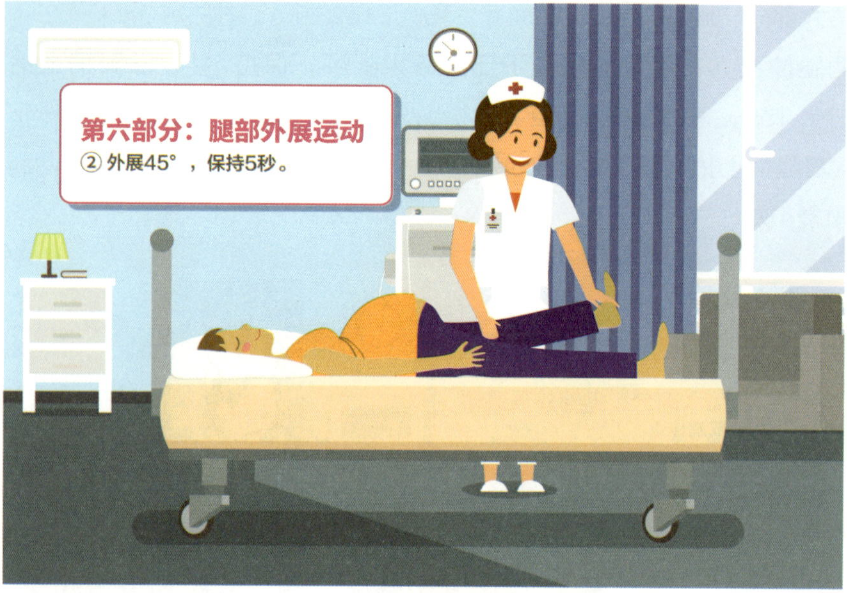
第六部分：腿部外展运动
② 外展45°，保持5秒。

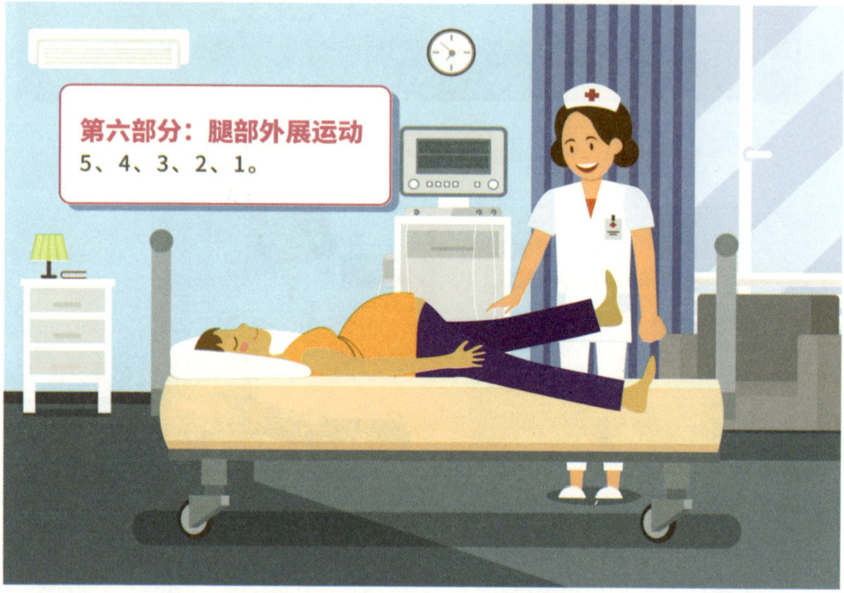
第六部分：腿部外展运动
5、4、3、2、1。

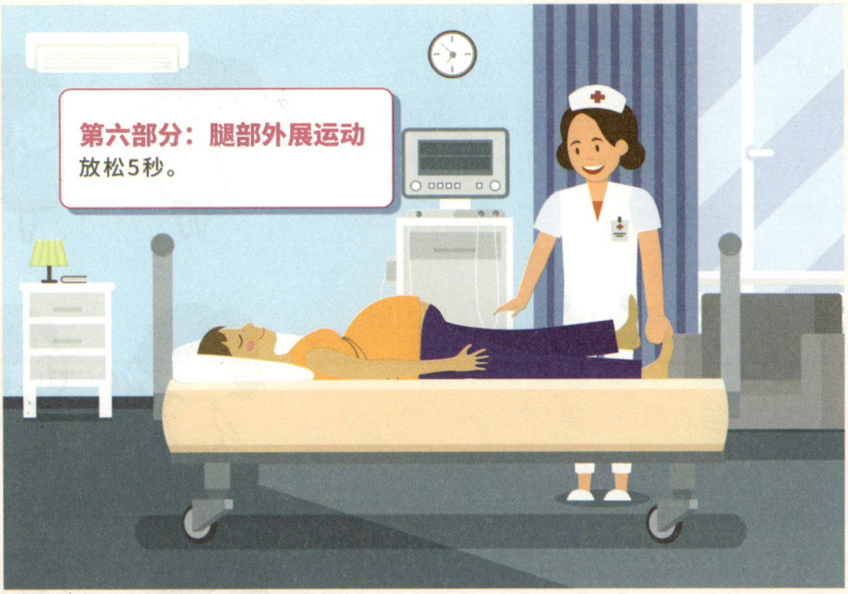

15 糖妈妈健康操怎么做?

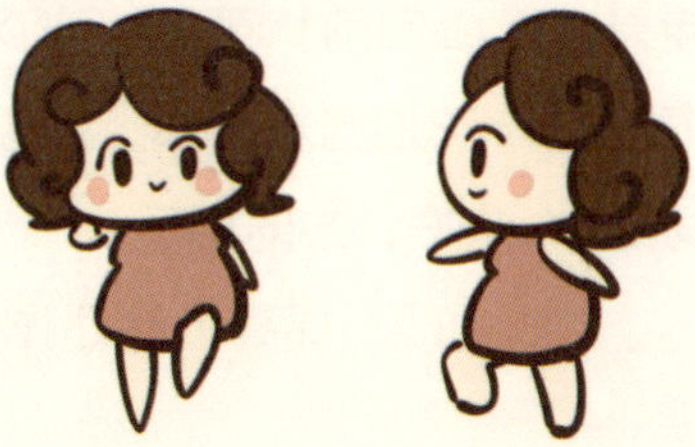

（1）第一节　原地踏步（2个八拍）

抬腿踏步，自然摆臂，放松。

（2）第二节　头部运动（2个八拍）

两腿开立，与肩同宽，双手叉腰。第1个八拍脖子前伸，后缩；第2个八拍脖子侧屈，先向左然后向右。

主要功能：加强头部灵活性，缓解脖子的疼痛。

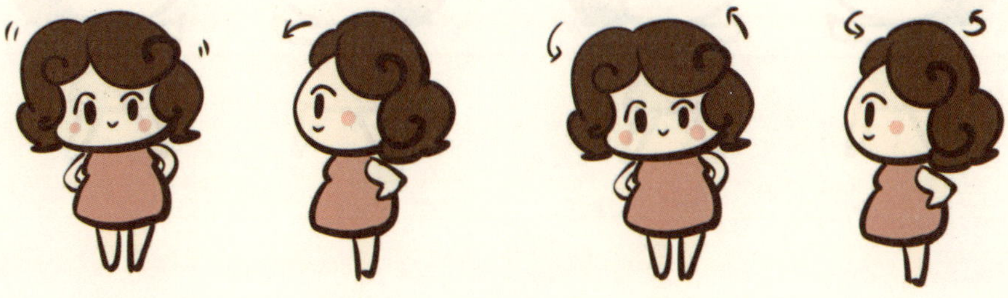

（3）第三节　肩部运动（4个八拍）

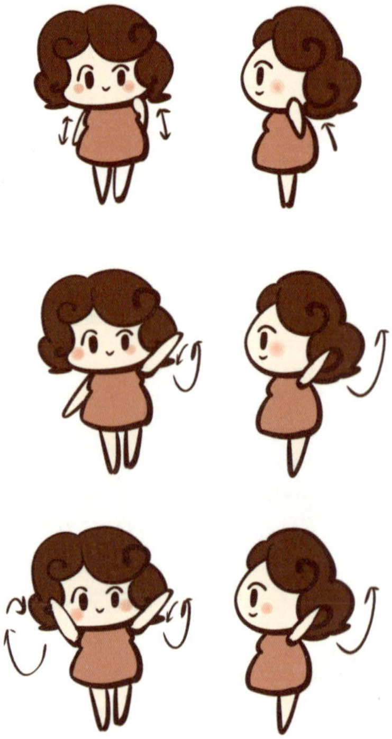

两腿开立，与肩同宽。第1个八拍提肩，先左肩后右肩；第2个八拍手臂伸直，向前绕环360°，先左臂后右臂；第3个八拍手臂伸直，向后绕环360°，先左臂后右臂；第4个八拍双手臂伸直，向后绕环360°。

主要功能：增强肩部力量，提高上肢力量。

（4）第四节　体转运动（4个八拍）

双脚开立，与肩同宽。第1个八拍：第1～2拍双手体前交叉，掌心向上，低头看掌，同时出左脚；第3～4拍手臂伸直，掌心向前；第5～6拍向左转体；第7～8拍还原，收脚。第2个八拍同第1个八拍，方向相反。第3个八拍：第1～2拍左手伸直，掌心向前；第3～4拍右手伸直，掌心向前；第5～6拍双手交叉，掌心向下；第7～8拍向左转体，还原收脚。第4个八拍同第3个八拍，方向相反。

主要功能：提高上肢动作的协调性与灵活性。

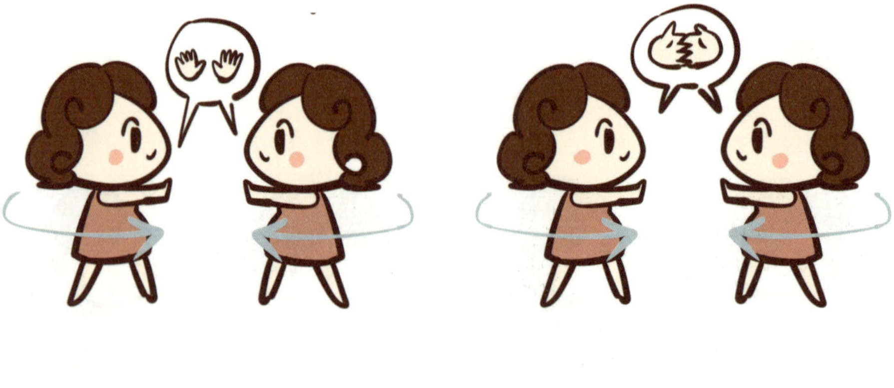

（5）第五节　全身运动（6个八拍）

第1个八拍：第1～2拍左脚点地，双腿微屈，含胸，双手屈臂握拳于体侧；第3～4拍左脚开立，与肩同宽，双手伸直，五指分开；第5拍双腿微屈，双手向左下按，第6拍还原，双手屈臂握拳；第7拍双腿微屈，双手向右下按；第8拍还原。第2个八拍：第1～2拍双腿微屈，双手屈臂握拳于体侧；第3～4拍右手臂向左侧伸直，掌心向下，右脚侧点地；第5～6拍右手收回，双手屈臂握拳于体侧，双腿微屈；第7拍左手臂向右侧伸直，掌心向下，左脚侧点地；第8拍左手臂收回，双脚站立，双手放于体侧。第3个八拍：第1～2拍左脚呈左弓步，左手上举，掌心向下，第3～4拍右手经体前绕环向后伸直，眼睛看右手；第5～8拍收脚，还原动作。第4个八拍同第1个八拍，方向相反；第5个八拍同第2个八拍，方向相反；第6个八拍同第3个八拍，方向相反。

主要功能：增强下肢力量，提高全身动作的协调性。

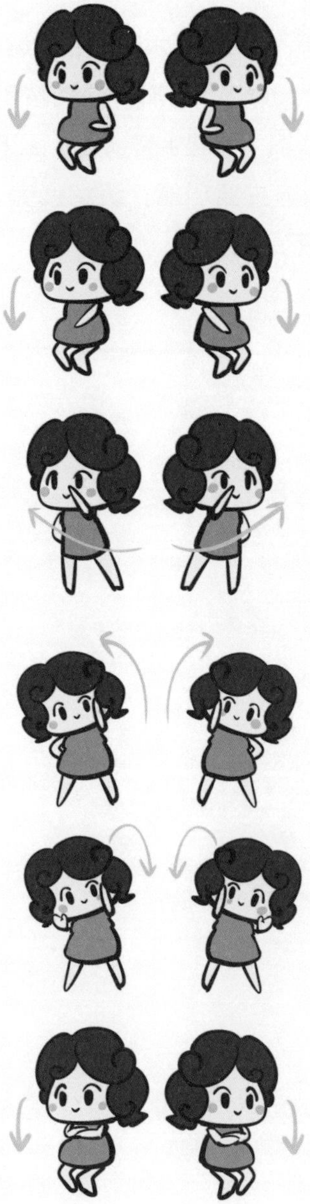

扫一扫，观看
“糖妈妈卧床健康操”

扫一扫，观看
“糖妈妈健康操”

（6）第六节　整理运动（2个八拍）

第1个八拍：原地踏步，放松；第2个八拍：伸展手臂，由上至下，调整呼吸。

主要功能：缓解疲劳，加快体能的恢复。

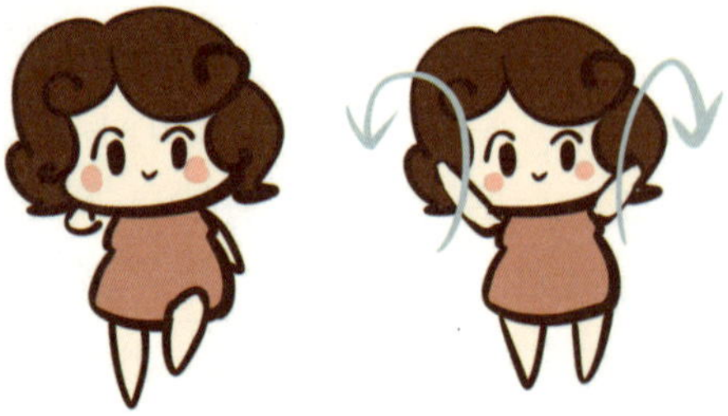

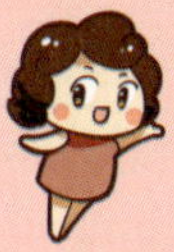

糖妈妈的血糖监测

1 糖妈妈自我血糖监测的目的是什么?
2 糖妈妈的血糖监测包括哪些方法?
3 如何规范地自我监测血糖?
4 糖妈妈为什么要用“七点法”监测血糖?
5 如何确定血糖监测时间?
6 空腹血糖测定的意义是什么?
7 什么时间测空腹血糖?
8 测空腹血糖前可以晨练吗?
9 测量空腹血糖前能吃其他药吗?
10 餐前血糖测定的意义是什么?
11 餐后2小时血糖测定的意义是什么，适用人群有哪些?
12 睡前血糖测定的意义是什么，适用人群有哪些?
13 夜间血糖测定的意义是什么，适用人群有哪些?
14 测血糖取血时，血量越多越好吗?
15 保证取血检验结果准确的技巧是什么?
16 如何判断测血糖次数过多或过少?
17 等待监测餐后血糖期间可以进食吗?
18 糖妈妈如何应用自我血糖监测结果指导饮食?
19 如何通过血糖监测指导糖妈妈安全运动?
20 如何通过血糖监测指导糖妈妈安全使用胰岛素?
21 如何安装瞬感血糖仪?
22 使用瞬感血糖仪有哪些好处?
23 应用瞬感血糖仪的注意事项有哪些?
24 什么是动态血糖监测系统（continuous glucose monitoring，CGM）?
25 糖妈妈有必要使用CGM吗?
26 哪些糖妈妈推荐使用CGM?
27 对于1型糖尿病妇女，怀孕前的CGM目标值是多少?

扫一扫
听本章内容

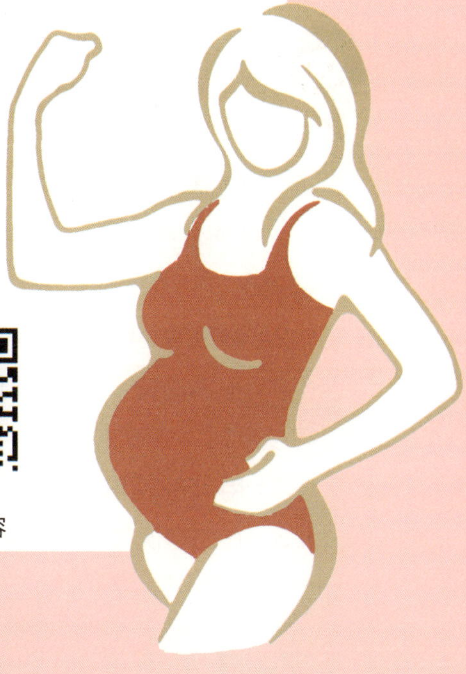

1 糖妈妈自我血糖监测的目的是什么？

目的是使治疗最佳化、血糖控制稳定、血糖控制在目标值范围内或接近目标值范围，减少母胎并发症的发生。

2 糖妈妈的血糖监测包括哪些方法？

（1）毛细血管血糖监测，即自我微量血糖监测（self-monitoring of blood glucose，SMBG）。这种方法较常用。

（2）糖化血红蛋白检测。

（3）糖化白蛋白（glycated albumin，GA）检测。

（4）1,5-脱水葡萄糖醇（1,5-AG）检测。

（5）瞬感血糖监测（flash glucose monitoring，FGM）。

（6）动态血糖监测（continuous glucose monitoring, CGM）。

3 如何规范地自我监测血糖？

（1）物品准备：医用棉签、75%医用酒精/酒精棉片、一次性采血针、一次性血糖监测试纸、血糖仪、记录表。

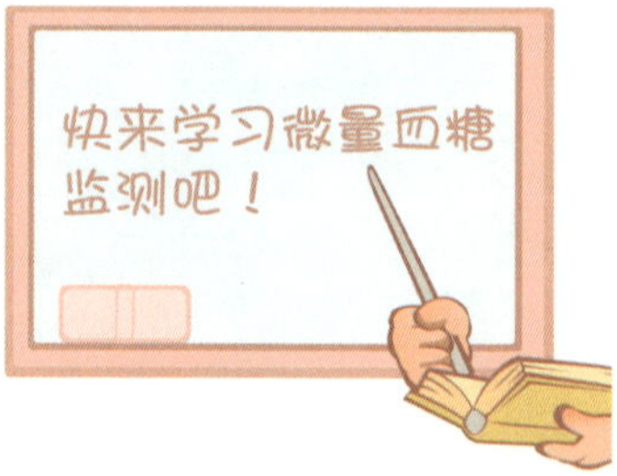

（2）测量前要彻底清洁双手并擦干。

（3）采血前使手臂下垂或者从掌根部向指尖挤血，可使手指尖血液充盈。

（4）用75%酒精/酒精棉片对手指侧边即采血部位进行消毒，自然待干。

（5）在血糖仪关机状态下，将血糖监测试纸带有条纹的一端插入测试孔，并推紧。血糖仪显示屏出现闪烁的血滴符号，显示已正确安装了试纸。

（6）准备采血。将一次性采血针的保护套旋转取出。

（7）确认消毒部位的酒精已经完全挥发，绷紧皮肤，将采血针对准已经消毒的部位轻轻扎进去。

（8）用干棉签擦去第一滴血，采集第二滴血。注意采血时从掌根部向指尖挤血，切忌用力挤血和过分摩擦，防止组织液挤出影响血糖结果。挤出的血量应能完全覆盖白色测试区。

（9）血糖仪吸入血样后，可听到“嘀”声，随后屏幕上显示倒计时。注意：若采集的血量不足，可在15秒内补充滴血，超过15秒需用新试纸重新测试。

（10）倒计时结束后，屏幕显示血糖数值，将数据记录在血糖记录表中。

（11）测试完毕后，记得取出一次性试纸，将其弃置于医疗垃圾桶，一次性采血针集中放在锐器盒中交回医院集中回收处理。

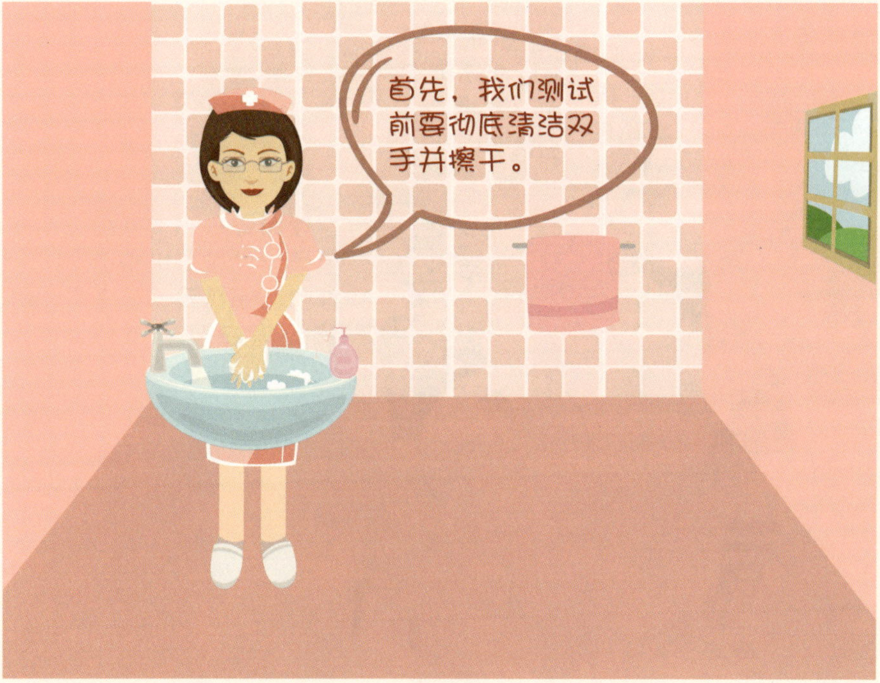

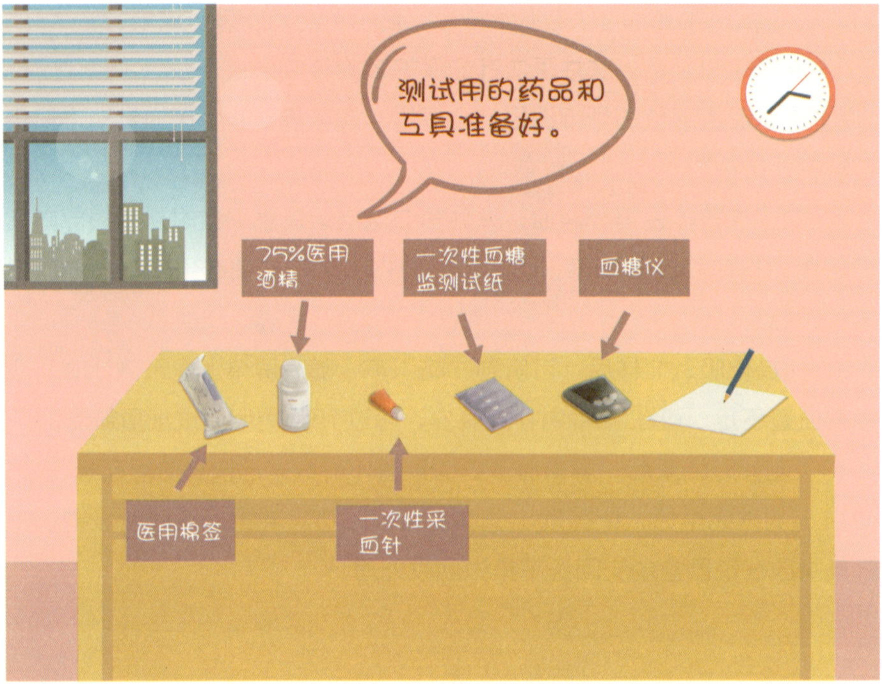
测试用的药品和
工具准备好。
75%医用
酒精
一次性血糖
监测试纸
血糖仪
医用棉签
一次性采
血针

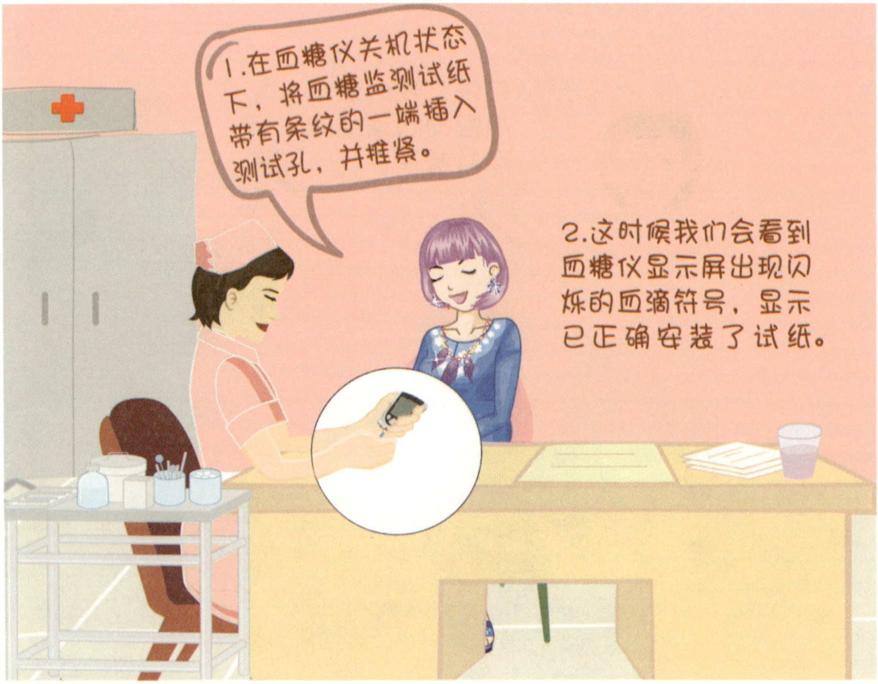
1.在血糖仪关机状态下，将血糖监测试纸带有条纹的一端插入测试孔，并推紧。
2.这时候我们会看到血糖仪显示屏出现闪烁的血滴符号，显示已正确安装了试纸。

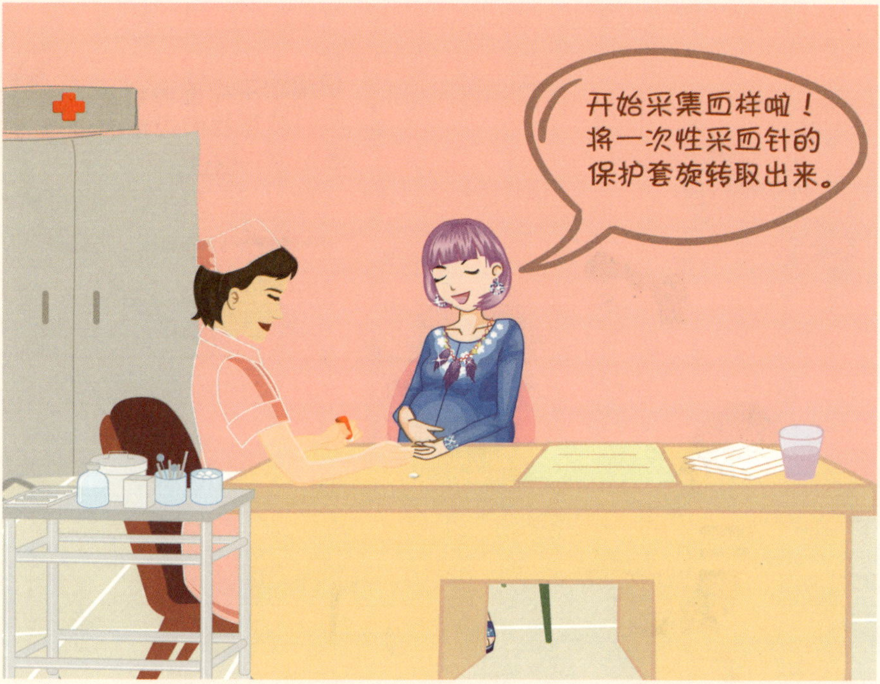
开始采集血样啦！
将一次性采血针的
保护套旋转取出来。

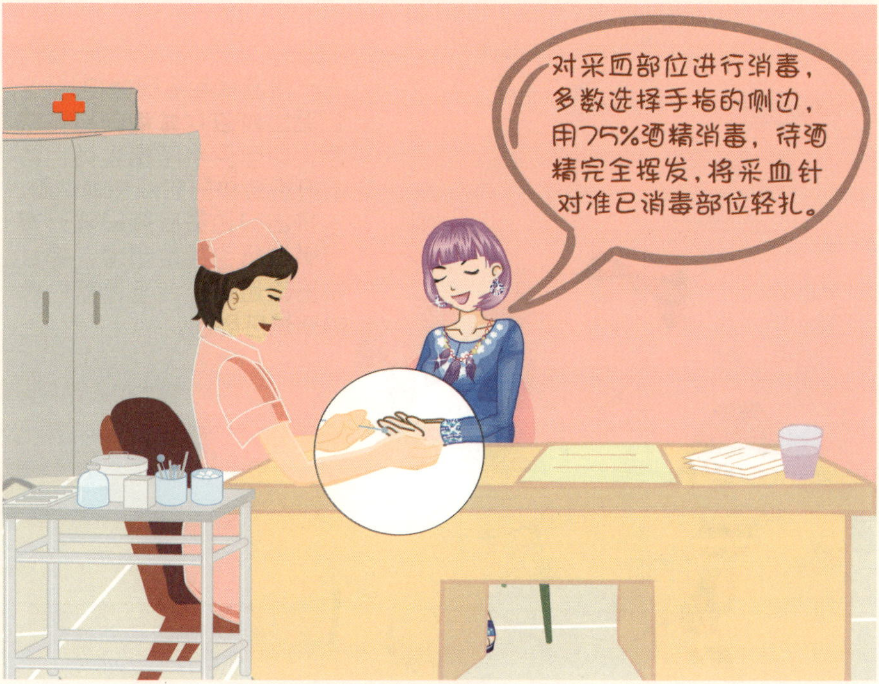
对采血部位进行消毒，
多数选择手指的侧边，
用75%酒精消毒，待酒
精完全挥发，将采血针
对准已消毒部位轻扎。

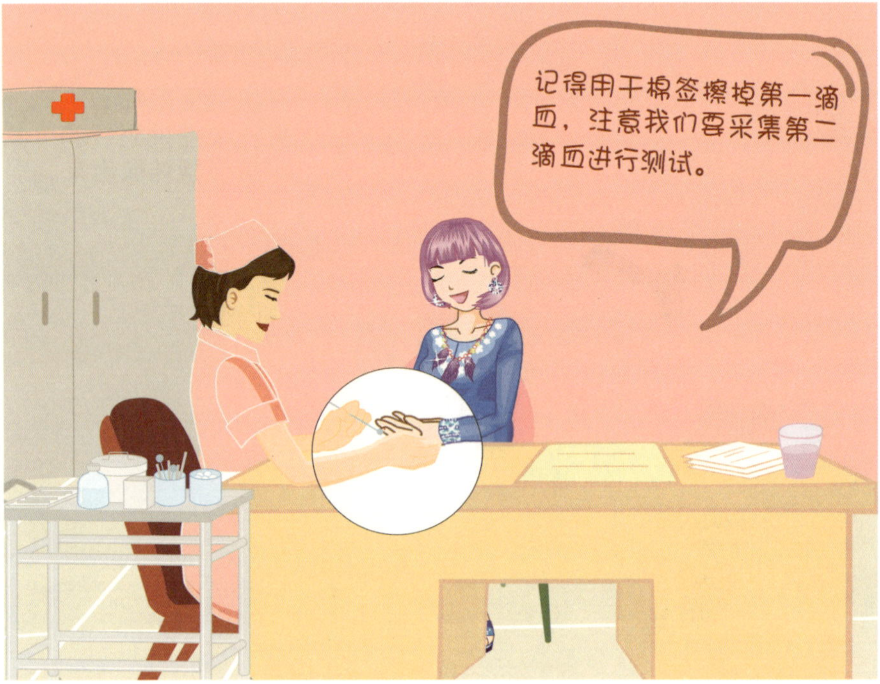
记得用干棉签擦掉第一滴血，注意我们要采集第二滴血进行测试。

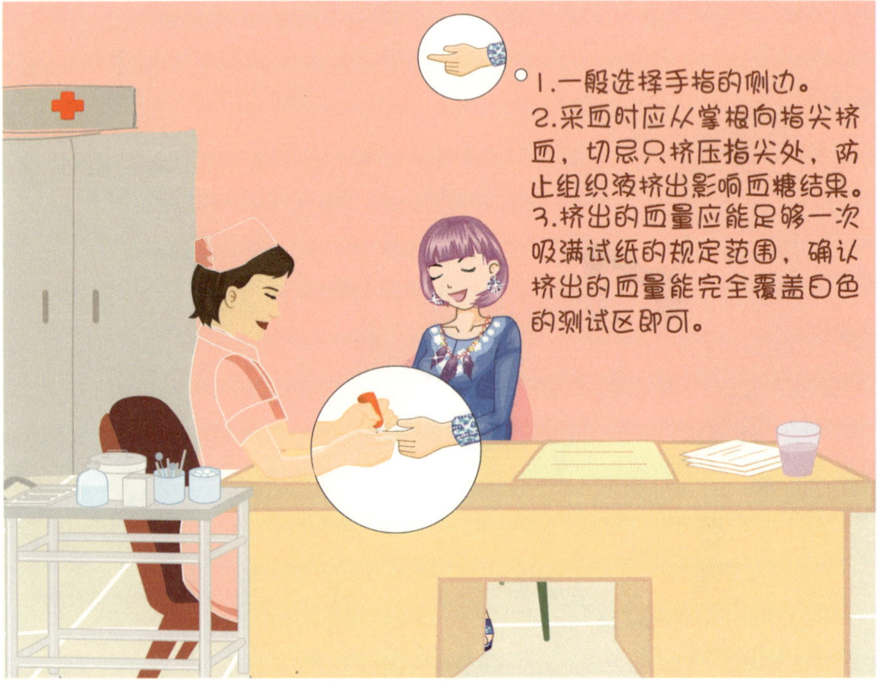
1.一般选择手指的侧边。
2.采血时应从掌根向指尖挤血，切忌只挤压指尖处，防止组织液挤出影响血糖结果。
3.挤出的血量应能足够一次吸满试纸的规定范围，确认挤出的血量能完全覆盖白色的测试区即可。

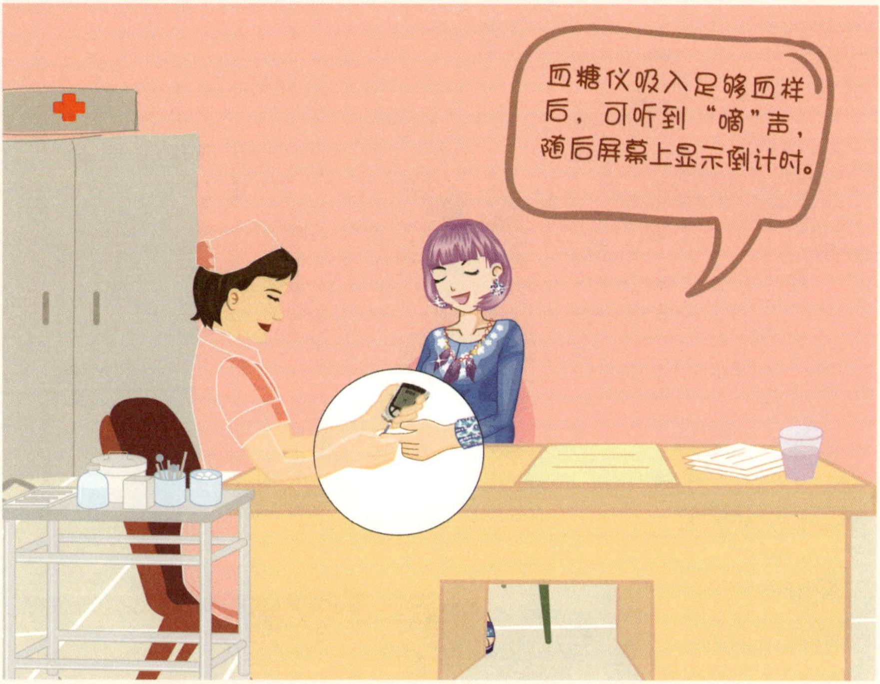
血糖仪吸入足够血样后，可听到“嘀”声，随后屏幕上显示倒计时。

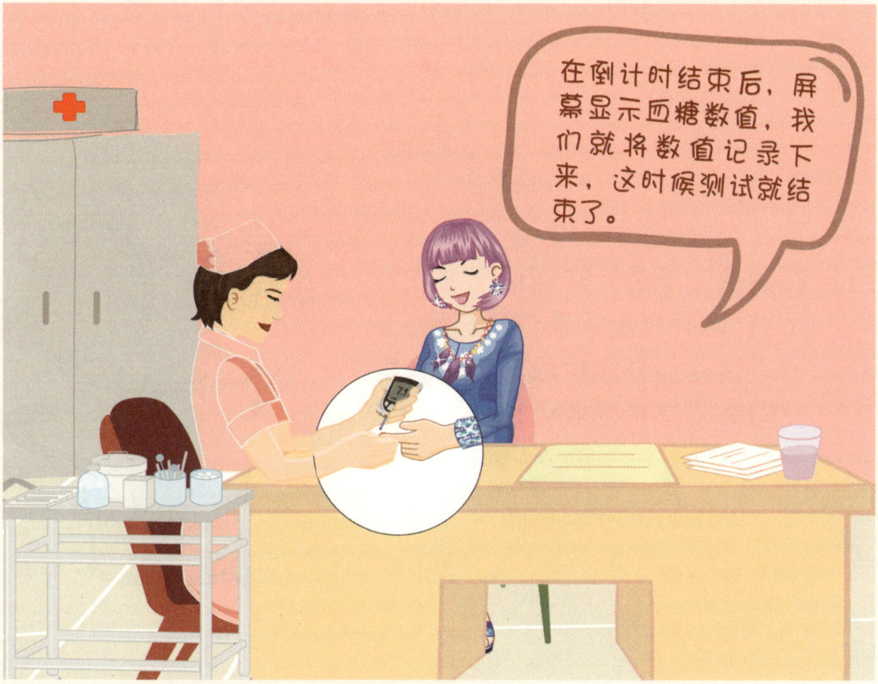
在倒计时结束后，屏幕显示血糖数值，我们就将数值记录下来，这时候测试就结束了。

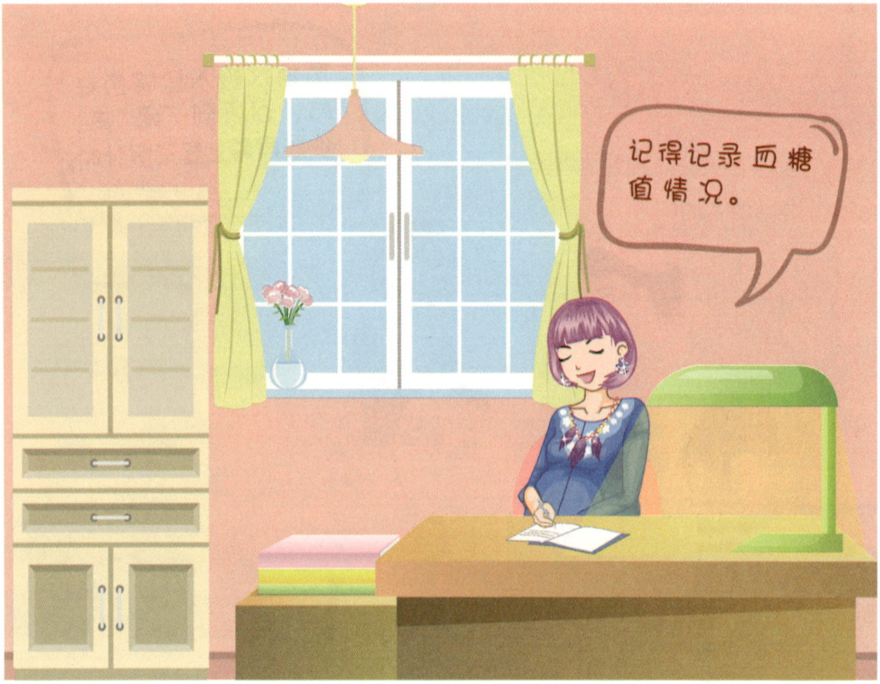

在测试完毕后，记得取出一次性试纸，将其弃置于医疗垃圾桶，而一次性采血针集中放在锐器盒里，交回医院集中回收处理。

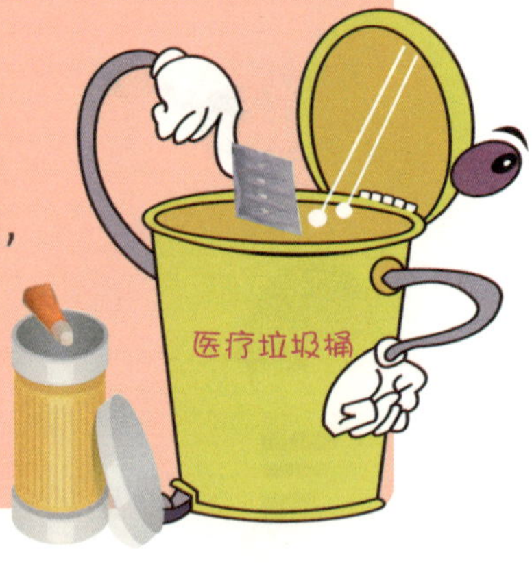

4　糖妈妈为什么要用“七点法”监测血糖？

“七点法”便于了解全天血糖是否整体控制在一定目标内。妊娠期糖尿病A2级入院初始使用胰岛素或妊娠合并糖尿病病情控制不理想者必须使用“七点法”监测血糖。

三餐前后血糖的监测，有利于调整药物的剂量和用药时间。

睡前或夜间血糖的监测，有利于防止夜间低血糖和判断早晨空腹高血糖产生的原因。

5　如何确定血糖监测时间？

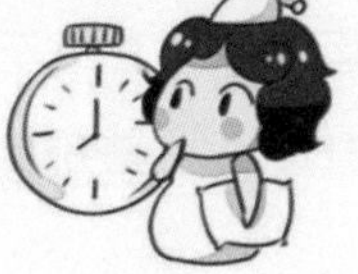

空腹血糖：指禁食8小时以上，一般测定隔夜晚餐至早餐前的血糖情况，采血前不用降糖药、不吃早餐、不运动。

餐前血糖：一般指午餐、晚餐前半小时的血糖情况。

餐后血糖：从进食第一口开始计时（不能从餐中或餐后计时）满1小时或2小时的血糖情况。

夜间（凌晨）血糖：一般指凌晨0～3点的血糖情况。

6　空腹血糖测定的意义是什么？

当血糖水平很高时，空腹血糖水平是首要关注的，它反映人体基础胰岛素分泌的水平。空腹血糖水平有助于了解夜间血糖控制情况，帮助决定基础胰岛素的治疗及睡前加餐的调整。

7 什么时间测空腹血糖?

测空腹血糖必须在上午8点之前完成。注意：经常有不少糖妈妈因一早空腹赶往医院产检，但往往要等到上午9～10点之后才轮到看病测血糖。此时虽然处于空腹状态，但是受到生物钟的影响，升糖激素已逐渐增高，即使不吃饭，血糖也会随之上升。所以，这时候测得的已不是真实的空腹血糖，只是随机血糖。

8 测空腹血糖前可以晨练吗?

不合适。晨练是影响空腹血糖的常见原因。所以我们要求检查空腹血糖应当在不晨练的情况下进行。因为运动后血糖一般会下降，若血糖反而升高可能是在运动中发生了轻度低血糖，低血糖可刺激胰高血糖素分泌，从而导致反应性血糖升高，这些都会造成不真实的空腹血糖结果。

9 测量空腹血糖前能吃其他药吗?

一般的降压药、降脂药等药物并不会影响血糖的结果，所以在测空腹血糖的时候是可以服用的。平时有服用其他药物的糖妈妈需在医生指导下调整服药时间。

10 餐前血糖测定的意义是什么?

餐前血糖测定有利于发现低血糖；寻找血糖异常的原因，区分是饮食不足还是药物剂量过多的原因；指导糖妈妈调整进食量和餐前胰岛素剂量。有低血糖风险的糖妈妈也应监测餐前血糖。

11　餐后2小时血糖测定的意义是什么，适用人群有哪些？

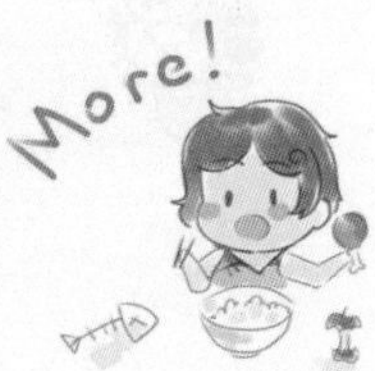

餐后2小时血糖可反映人体在进餐后体内制造或注射的胰岛素能否有效控制进餐后摄入的葡萄糖；帮助糖妈妈调整饮食计划，调整药物种类和剂量。

适用于空腹血糖已获良好控制但仍不能达到治疗目标的糖妈妈。

12　睡前血糖测定的意义是什么，适用人群有哪些？

睡前血糖测定可预防夜间低血糖，保证糖妈妈夜间的安全性。

适用于注射胰岛素的糖妈妈，特别是注射中长效胰岛素的糖妈妈。

13　夜间血糖测定的意义是什么，适用人群有哪些？

夜间血糖测定可有效发现夜间低血糖，帮助发现无症状低血糖，保证糖妈妈夜间的安全性；还可判断早晨高血糖的原因，以便调整药物剂量。

视频：为什么医生让我测凌晨3点的血糖

适用于胰岛素治疗已接近治疗目标而空腹血糖仍高的糖妈妈。

14　测血糖取血时，血量越多越好吗？

血量不足　　错误代码

不是。血量能够完全覆盖试纸的整个测试区就够了。血量不足会导致检测失败或检测值偏低，血糖仪会响两声，屏幕显示进血量不足的图标，你可以在10秒内向试纸补加血样。如果没有补加，将会出现错误代码E2，此时需要使用一张新试纸重新开始测试。血量太多溢出测试区，则会污染仪器，还会引起检测结果误差或检测不出结果。

15 保证取血检验结果准确的技巧是什么？

（1）采血可刺无名指指尖两侧，该部位神经纤维少，疼痛稍轻。

（2）取血部位经酒精消毒后，须等酒精挥发后再采血，以避免酒精与试纸条上的物质发生化学反应，导致血糖检测值不准确。

（3）血糖仪自动开机后，应待显示屏出现一个闪烁的“血滴”图案，表明血糖仪准备就绪，才开始采血。

（4）取血时要让血液自然通畅流出，不可过度挤压，以免组织液稀释血样使结果偏低。

（5）血糖仪倒计时期间不要触碰试纸，以免报错。取出试纸时血糖仪会自动关机。

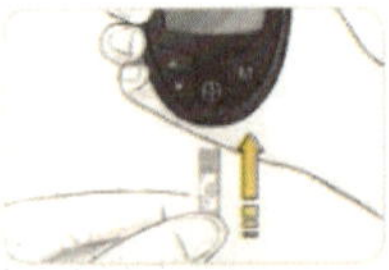

插入试纸

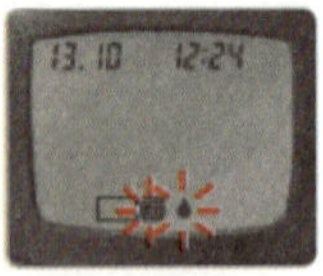

血糖仪准备就绪

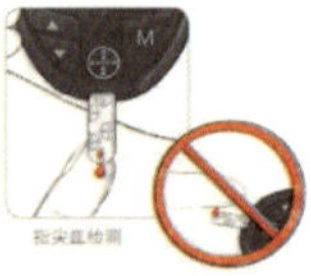

正确采血

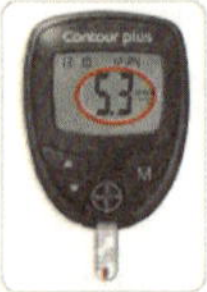

正确读数

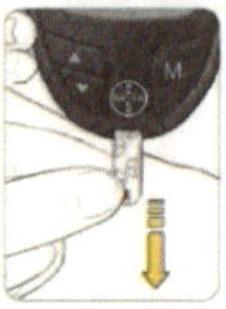

取出试纸

16 如何判断测血糖次数过多或过少？

视频：多久测一次血糖比较好

一般应监测全天（三餐前后及睡前共7次）血糖，以了解全天的血糖波动情况。但目前使用的血糖监测方法是有创的，频繁采集会给糖妈妈增加痛楚和精神负担。而如果测得太少，又不能达到监测效果。在增加新的食物时，也可以监测一下进食此食物前后的血糖水平。血糖稳定3天后，可适当减少监测的次数。

17 等待监测餐后血糖期间可以进食吗？

不可以。曾有一位糖妈妈原本准备测餐后2小时血糖，餐后1个小时的时候忘记了，便吃了2个樱桃，结果测出来血糖值是9.3mmol/L，吓了一跳。而在第二天重新测，这次严格遵守餐后2小时的规矩，血糖结果是6.3mmol/L。据此结果可知其当餐的饮食控制是达标的。

18 糖妈妈如何应用自我血糖监测结果指导饮食？

餐前血糖：指导当餐选择什么食物，应进食多少分量的食物；可以判断前次加餐是否合理，帮助调整前次加餐食物的选择和搭配。

餐后2小时血糖：评估血糖值是否安全，当餐食物是否适量和种类是否适当。

19 如何通过血糖监测指导糖妈妈安全运动？

血糖监测是保证糖尿病患者安全运动的指南针，帮助糖妈妈避免在运动中出现低血糖的危险。

（1）运动前监测血糖低于4.0mmol/L，先吃点东西再运动，避免低血糖。

（2）运动前监测血糖高于13.9mmol/L，应该延后运动，避免应激性的血糖升高。

（3）运动后检测血糖低于4.5mmol/L，立即进食含糖食品，防止低血糖。

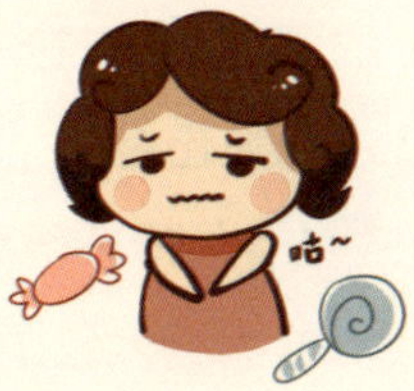

20 如何通过血糖监测指导糖妈妈安全使用胰岛素？

（1）在使用胰岛素的同时进行自我血糖监测，可评估治疗效果。

（2）掌握血糖波动情况，及时调整胰岛素剂量。

（3）及时发现低血糖，为注射胰岛素提供重要的安全评估。

21 如何安装瞬感血糖仪？

物品准备：医用棉签、75%医用酒精／酒精棉片、传感器敷贴器、传感器组件包、扫描检测仪。

（1）瞬感血糖仪的数据设置：取出扫描检测仪，按蓝色主页按钮，启动扫描检测仪。按提示设置时间，接着可以根据医师建议设置目标葡萄糖范围。个人目标葡萄糖范围显示在扫描检测仪的葡萄糖图谱中并用于计算葡萄糖值在目标范围内的时间。按“下一步”后扫描检测仪会显示两个关键内容：如何理解葡萄糖变化趋势箭头以及如何返回主页，仔细阅读后按“完成”结束设置。

（2）选择敷贴部位并消毒：在上臂背侧选择一块区域用75%酒精／酒精棉片消毒并晾干。

（3）传感器敷贴器的准备：完全撕下包装膜，打开传感器组件包。拧开传感器敷贴器的盖子，将传感器组件包上的黑色标记和传感器敷贴器上的黑色标记对齐。用力按下传感器敷贴器，直到按不动为止。

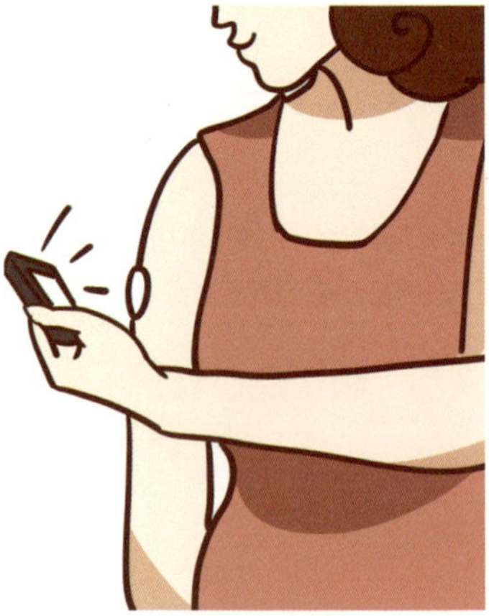

（4）传感器敷贴器的敷贴：将传感器敷贴器从传感器组件包中提起。将传感器敷贴器放在已经消毒并晾干的敷贴部位上，用力按下，将传感器敷贴在身上，确保传感器敷贴牢固。

（5）启动和激活瞬感血糖仪：按蓝色主页按钮，启动扫描检测仪，按屏幕上的“启动新传感器”，屏幕出现图片，显示扫描检测仪扫描手臂上敷贴的传感器。握住扫描检测仪，在传感器4厘米范围内扫描，即可启动。若声音开启，成功激活后，扫描检测仪会发出“哔哔”声，1小时后就可以扫描血糖值。

22 使用瞬感血糖仪有哪些好处？

（1）简便。瞬感血糖仪感应一个无线探头，探头置于患者皮下，血糖仪每次对着探头一扫，仪器就可以进行血糖读数。只要患者愿意多次扫描，一天可以得到很多次血糖数据，呈现每日的动态过程。

（2）无痛。探头有14天的寿命，可以多次采集数据，免去扎手指检测血糖的痛苦。

（3）预防低血糖。动态了解2周内糖妈妈日常血糖波动的规律，发现并避免无症状低血糖的发生。

（4）帮助选择合适个体的饮食和运动。掌握个体血糖数据和当时进食、运动情况的关系，总结出食物、运动与血糖的规律，帮助优先选择那些对血糖影响小的食物，并做好运动强度和时间计划。

（5）帮助精细调整胰岛素的用量，改善孕期血糖达标率。

（6）特别适用于血糖水平不稳定、疑似或未检测到低血糖和低血糖导致认知受损的孕妇。

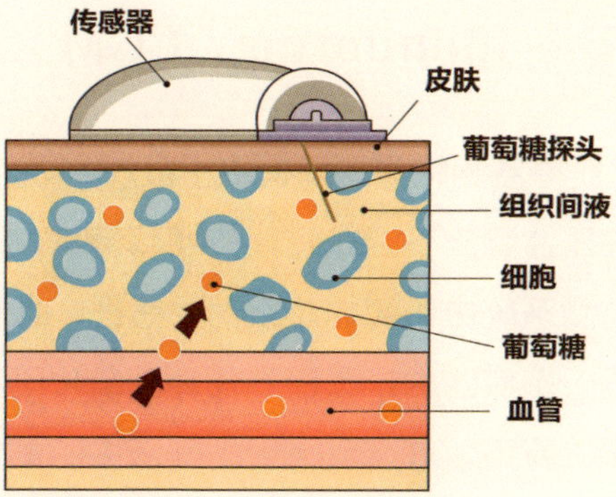

23 应用瞬感血糖仪的注意事项有哪些？

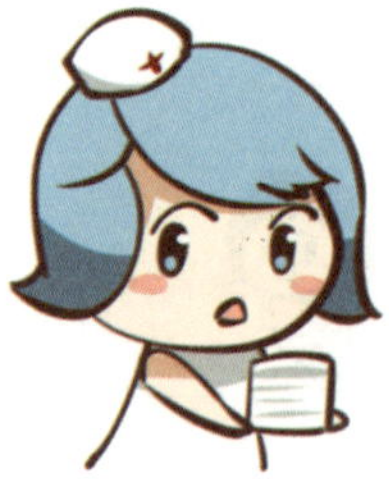

虽然瞬感血糖仪有很多优点，但它也有一定的局限性。

（1）检测的结果会存在误差。如果患者存在高胰岛素血症，检测的误差会较大。在低血糖发生时，检测结果往往偏低，高血糖时结果偏高。

应对方法：在对血糖结果有疑问时，检测指尖微量血糖进行确认。在应用瞬感血糖仪监测期间，也可以间或应用微量血糖仪进行检测和比对。

（2）瞬感血糖的结果较静脉血糖值滞后。因为系统检测的是组织液中的葡萄糖值，与静脉血浆葡萄糖值在时间上略有滞后。

（3）受到其他因素影响。使用者的睡姿可以引起探头受压；探头安装部位、安装手法是否规范、环境温度变化也可以影响检测值。

（4）瞬感血糖仪第2周的检测值较第1周的准确性要高，这与系统越来越稳定有关。

（5）瞬感血糖仪需要扫描才能看到实时的血糖值，不能自动传输数据。

（6）瞬感血糖仪需远离强磁场使用。

24 什么是动态血糖监测系统（continuous glucose monitoring，CGM）？

视频：什么是动态血糖仪

根据《中国动态血糖监测临床应用指南（2012年版）》定义，动态血糖监测是指通过葡萄糖感应器监测皮下组织间液的葡萄糖浓度而间接反映血糖水平的监测技术。动态血糖监测系统由葡萄糖感应器、线缆、血糖记录器、信息提取器和分析软件几部分组成。感应器由半透膜、葡萄糖氧化酶和微电极组成，借助助针器植入受检者检测部位皮下，并与皮下组织间液中的葡萄糖发生化学反应产生电

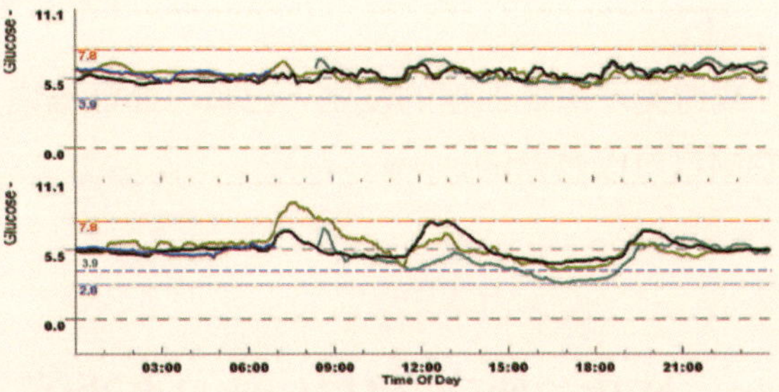

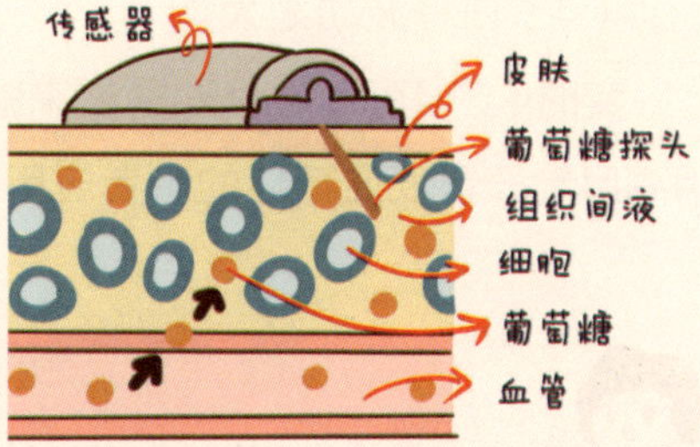

信号，从而获得血糖数据并通过存储器记录下来。

在日常生活状态下，动态血糖监测系统每5分钟自动读取血糖数据并记录血糖数据一次，一般检测24小时内的动态血糖变化，绘制出精确的每日血糖变化曲线，可以提供连续、全面、可靠的全天血糖信息，了解血糖波动的趋势，发现不易被传统监测方法所检测到的高血糖和低血糖。

25　糖妈妈有必要使用CGM吗？

国内外学者研究显示，对于糖尿病合并妊娠的妇女，CGM能够发挥其独特的优势，可以在妊娠中晚期提高糖尿病孕妇的血糖控制水平、降低婴儿出生体重、减少巨大儿发生风险。CGM作为一种积极有效的工具应用于糖尿病孕妇，使母亲及婴儿获益良多。

26　哪些糖妈妈推荐使用CGM？

（1）出现苏木杰现象和黎明现象①；

（2）使用降糖药或胰岛素控糖；

（3）出现低血糖；

---

①苏木杰现象和黎明现象详见第104页第6问。

（4）血糖波动太大。

实时CGM可通过早期警告来减少或避免严重低血糖的发生，已有可靠证据说明高风险严重低血糖症的患者应用CGM是可以获益的。

27 对于1型糖尿病妇女，怀孕前的CGM目标值是多少？

2021年美国糖尿病指南指出，对于1型糖尿病妇女，怀孕前的CGM目标值包括以下5个方面。

（1）血糖波动目标范围：3.5～7.8 mmol/L；

（2）在血糖目标范围内的时间：>70%（即每天>16.8小时）；

（3）低于血糖目标范围的时间：血糖值小于3.5 mmol/L的时间<4%（即每天1小时），血糖值小于3.0 mmol/L的时间<1%（即每天15分钟）；

（4）高于血糖目标范围的时间：血糖值大于7.8mmol/L的时间<25%（即每天6小时）；

（5）血糖变异性（%CV）：目标≤36%。

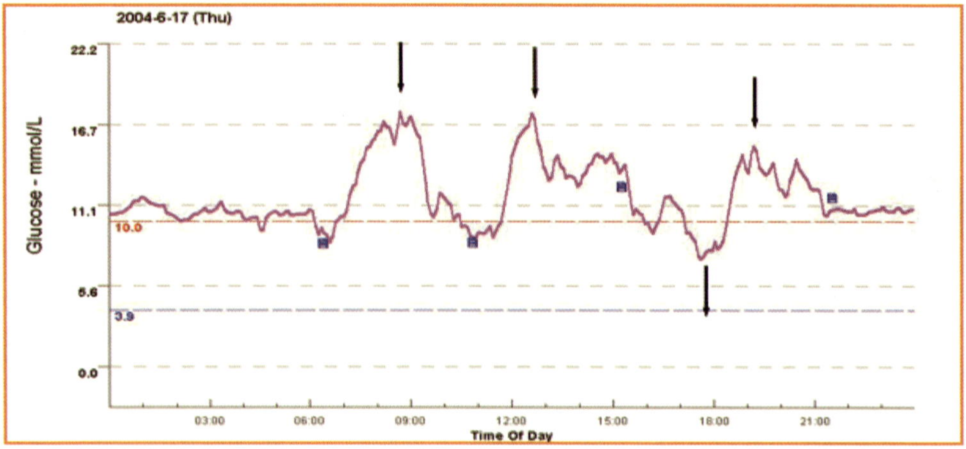

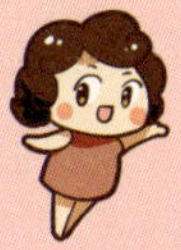

糖妈妈的药物治疗

扫一扫

听本章内容

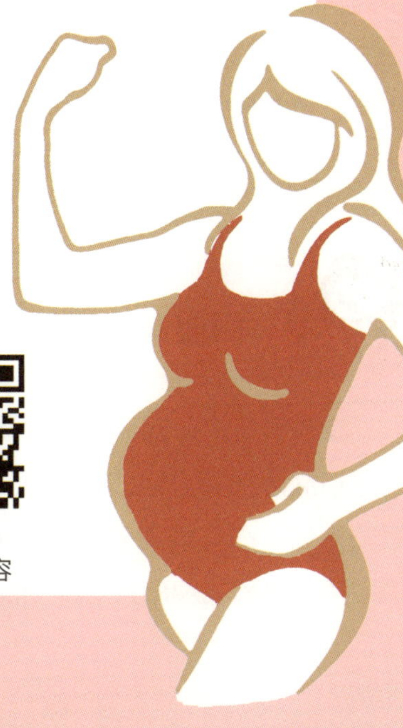

1　治疗妊娠合并糖尿病的药物有哪些？FDA如何分级？

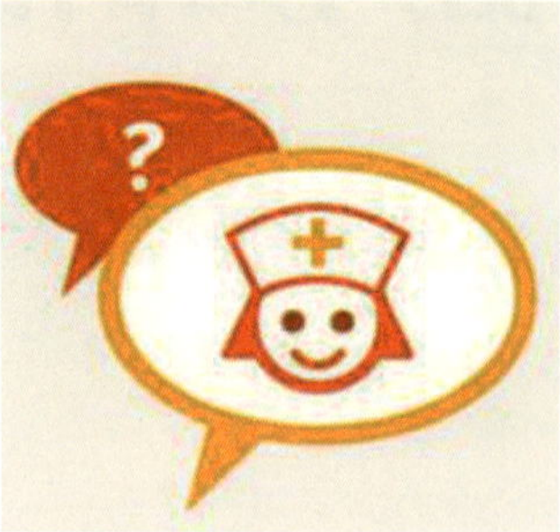

治疗妊娠合并糖尿病的药物分为口服药及针剂，其中口服药包括磺脲类（B级）、双胍类（以二甲双胍最常用，B级）、葡萄糖苷酶抑制剂（主要是阿卡波糖，B级）、非磺脲类胰岛素促分泌剂（C级）、噻唑烷二酮类（C级）、DPP-4抑制剂（C级）、SGLT2抑制剂（C级）；针剂主要为胰岛素（B级）。

妊娠用药的FDA分级分为五类：

（1）A类：在妊娠妇女的对照研究中，未发现药物对妊娠初期、中期和后期的胎儿有危险，对胎儿伤害的可能性很小。

（2）B类：在妊娠妇女的对照研究中，药物对妊娠初期、中期和后期的胎儿危险的证据不足或不能证实。

（3）C类：在动物实验中，药物能造成胎儿畸形或死亡，但无妊娠妇女对照研究，谨慎权衡。

（4）D类：药物对人类胎儿危险的证据确凿，仅在妊娠妇女生命受到威胁或患有严重疾病非用不可时方可使用。

（5）X类：已怀孕或即将怀孕的妇女禁用。

2　口服降糖药和胰岛素应该如何选择？

首选胰岛素，对胰岛素过敏的妊娠期糖尿病患者，必要时可口服降糖药，以二甲双胍、格列本脲为主。在我国，口服降糖药仅在知情同意的基础上，对于胰岛素用量较大、拒绝应用胰岛素或胰岛素过敏的部分孕妇谨慎使用。

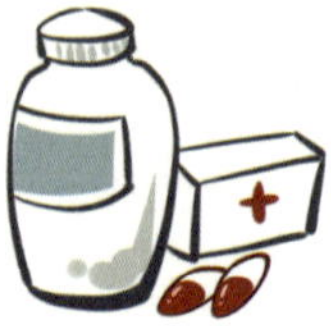

选用胰岛素的适应证：

（1）所有1型、2型糖尿病（DM）合并妊娠，若孕前改胰岛素调控血糖，血糖达标后妊娠，孕期应继续使用。

（2）妊娠期糖尿病A2级经规范饮食、运动治疗后，测定孕妇24小时血糖轮廓有以下三种情况之一者：①空腹血糖≥5.3mmol/L，或者餐后血糖≥6.7mmol/L；②血糖达标，但孕妇及胎儿体重不增长或下降；③调整饮食后出现饥饿性酮症，增加热量摄入后血糖又超过妊娠期标准。应在医生指导下，小剂量开始并模拟生理需要量给予胰岛素治疗。

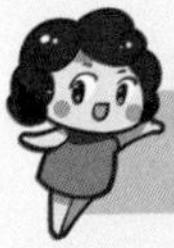

3 胰岛素的优缺点有哪些?

（1）优点

①胰岛素是控制高血糖的重要和有效手段。

②不通过胎盘，目前证实是可以安全地用于妊娠期间血糖管理的药物，并获得国家食品药品监督管理局（CFDA）批准。

③副作用少。

（2）缺点

①使用不当时可能导致低血糖。

②胰岛素治疗初期部分患者可因钠潴留而发生轻度水肿，大部分可自行缓解。

③部分患者发生视力模糊。此为晶状体屈光改变，常于数周内自然恢复。

④注射部位皮下脂肪萎缩或增生。

⑤患者依从性差、注射疼痛、使用不便、价格较贵、易过敏等。

4 胰岛素的使用原则是什么?

使用胰岛素应当根据每个患者的孕周、疾病分型、病情、年龄、孕前胖瘦、孕期体重增长、肝肾功能、饮食作息规律等不同情况，采取个体化的治疗方案，尽可能模拟胰岛素的生理分泌。妊娠期糖尿病最常用的胰岛素推荐方案为：三超短效（餐前）加上一长效或中效（睡前22点）。

使用胰岛素时应遵循以下原则：

（1）从小剂量开始；

（2）根据体重计算初始剂量；

（3）根据血糖水平，每两或三天调整一次，每次增减2～4U；

（4）距离目标血糖越近，调整幅度越小。

调整血糖是精细活，医护人员与糖妈妈都要有耐心，一般情况下每两或三天根据血糖监测情况调整一次胰岛素量，每次调整幅度不宜太大，以减少血糖波动，平稳缓慢下降并逐步达到目标值，避免出现低血糖。

5 胰岛素的不良反应有哪些?

（1）低血糖症或低血糖反应。

（2）体重增加。

（3）不当注射导致皮下组织脂肪增生。

（4）过敏。

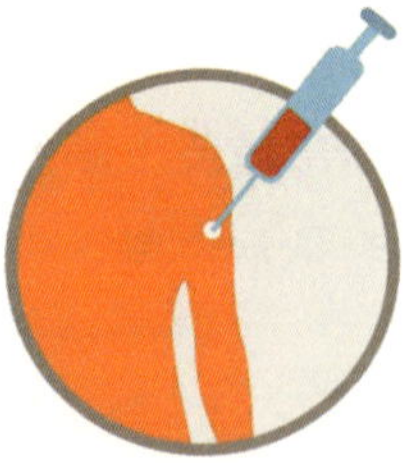

6　孕期胰岛素的用量有规律吗?

孕期胰岛素的用量会根据个人情况及孕周不同有所波动。

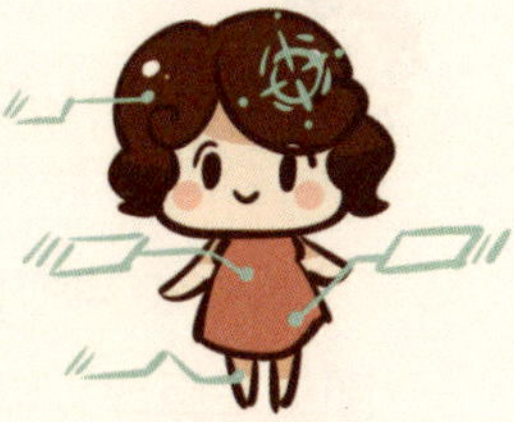

（1）通常在妊娠早期因妊娠剧吐，进食量不足、热卡不够，胰岛素的需要量较少。

（2）妊娠中、晚期随着胎儿的快速生长，胎盘分泌的拮抗胰岛素因子逐渐增加，胰岛素的需求量会随之增加，32～36周的糖妈妈需要量增加最明显，部分糖妈妈妊娠35周后胰岛素用量可能出现小幅度减少。

（3）在围分娩期因分娩运动耗能增加，进食量相对减少，需适当减少胰岛素用量。

（4）产后因胎儿胎盘的娩出，胎盘分泌的拮抗胰岛素因子急剧下降，相应地，则要大大地减少胰岛素用量，一般仅用产前的1/3～1/2量。

7　不同剂型胰岛素的注射时间是否一样?

胰岛素使用的时间根据其剂型有所不同（见右图）。速效胰岛素（如门冬、赖脯、谷赖）应于餐前即刻注射，短效胰岛素（如普通胰岛素）及混合胰岛素[如精蛋白生物合成人胰岛素注射液（预混30R）]应于餐前30分钟注射，中效胰岛素（如精蛋

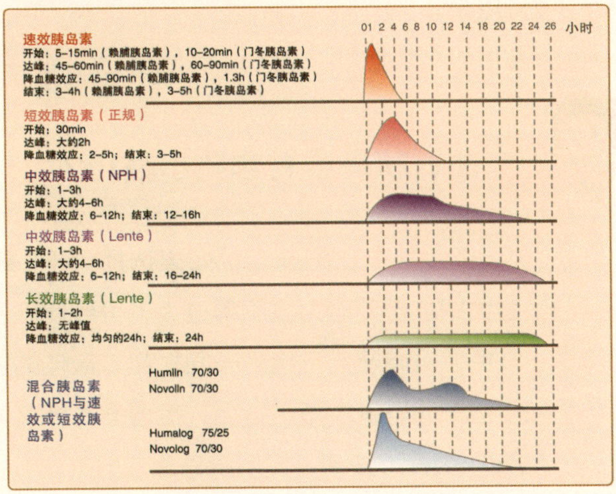

白生物合成人胰岛素注射液）则应于早、晚餐前30分钟或睡前注射，而长效胰岛素（如甘精胰岛素、地特）则应于早上或晚上固定时间注射。

8 如何选择胰岛素的注射部位？

视频：注射胰岛素我有妙招

（1）使用短效胰岛素或预混胰岛素时，优先考虑的注射部位是腹部（以肚脐为中心，半径2.5厘米外的距离，孕中晚期则应避免腹部注射）。

（2）使用中、长效胰岛素，例如睡前注射的长效胰岛素，最合适的注射部位是臀部上端外侧或大腿外侧部位。

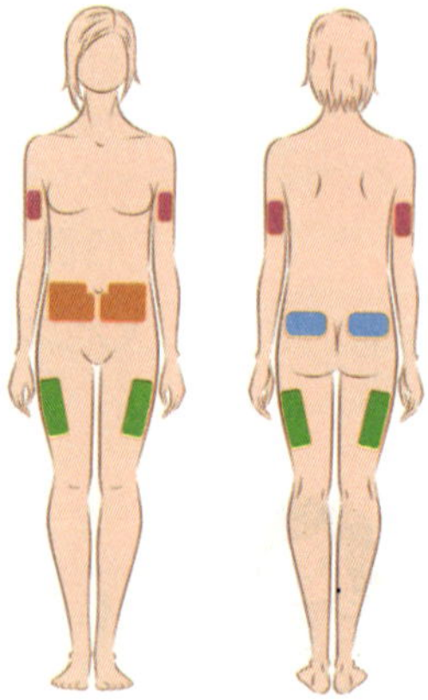

（3）注射部位的检查：每次注射前需要检查并避开出现疼痛、皮肤凹陷、皮肤硬结、出血、瘀斑、感染的部位。如果出现皮肤硬结，应确认出现硬结的部位及硬结大小，避开硬结进行注射。

（4）注射部位的轮换：将腹部注射部位分为四个象限（大腿/臀部则可等分为两个区域），每周使用一个象限并始终按顺时针方向进行轮换。每次注射时离上次注射点的距离至少为1厘米。

9 注射胰岛素有哪些小技巧？

（1）是否需要捏皮的确定。如果选择大于5毫米的针头，则需要捏皮以避免注射到脂肪组织。捏皮时力度不得过大，导致皮肤发白或疼痛。不能用整只手来提捏皮肤，以免将肌肉及皮下组织一同捏起。最佳的注射步骤为：①捏起皮肤形成皮褶；②和皮褶表面呈90°角进针后，缓慢推注胰岛素；③当活塞完全推压到底后，针头在皮肤内停留10秒钟（使用胰岛素注射笔）；④拔出针头；⑤松开皮褶。

注意：选择使用较短（4毫米或5毫米）的针头时，大部分患者无须捏起皮肤，并可90° 角进针。

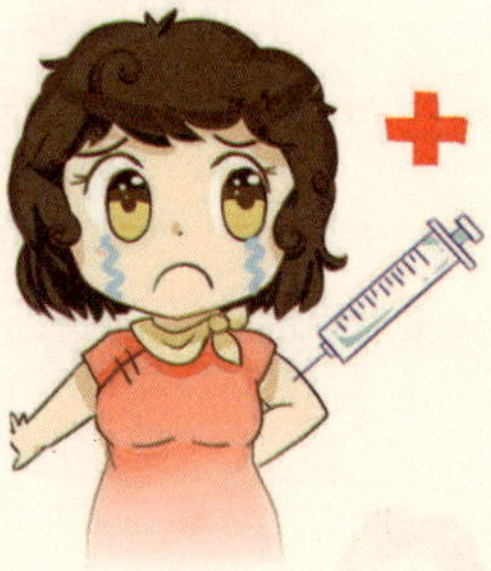

（2）进针角度的选择。使用较短（4毫米或5毫米）的针头时，体型正常或肥胖者无须捏起皮肤，并可90° 角进针；极度消瘦或使用较长（8毫米）的针头时，需要捏皮或45° 角进针以降低肌肉注射风险。

（3）拔针时间的确定。①使用胰岛素注射笔：在完全按下拇指按钮后，应至少停留10秒才拔出针头，从而确保药物剂量全部被注入体内，同时防止药液渗漏。药物剂量较大时，有必要超过10秒。②使用胰岛素专用注射器：当注射器内塞推压到位后，注射器针头无须在皮下停留10秒即可拔出。

10 如何减少注射胰岛素时的疼痛感？

以下几点可以减轻注射时的痛感。

（1）胰岛素温度不能太低。胰岛素刚从冰箱中取出，由于温度低，注射时会引起疼痛，因此，注射前应将胰岛素放在室内“温”一下，待胰岛素温度接近室温时再注射。

（2）酒精挥发后再注射。消毒皮肤的酒精没干就注射，酒精会从针眼带到皮下，引起疼痛。

（3）用手捏起注射部位皮肤。注射时用一只手轻轻捏起约3厘米宽的皮肤，引起轻微疼痛后再注射，这样既方便注射，又能分散扎针引起的疼痛感（注意：用4～5毫米针头注射时不需要捏皮）。

（4）注射时进针要快。进针时要果断迅速，进针越慢，痛感越强。

（5）进针和拔针时要保持同一个方向。

（6）注射部位的肌肉应放松。

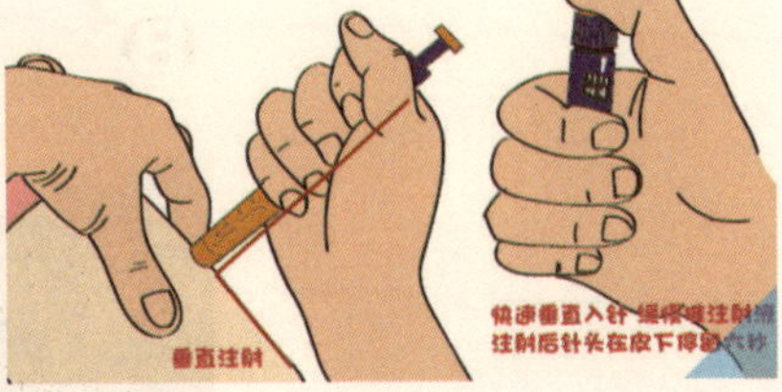

（7）及时更换注射部位。本次注射部位与上一次注射部位的距离应大于1厘米，注意避开皮肤感染处及皮下硬结，保持注射部位的肌肉放松。

（8）针头一次性使用。胰岛素笔的针头十分纤细，多次重复使用后会导致针头变钝或出现倒钩，润滑成分（硅油）破坏，引起注射疼痛。

11 胰岛素泵有哪些优缺点？

胰岛素泵是一种小巧的掌上使用精密仪器，可以很精确地24小时不间断地持续向皮下泵入胰岛素，精确到每小时输注0.1单位或0.05单位，患者无须再通过注射器或注射笔进行皮下注射胰岛素，通过几个按键就可以把胰岛素输注至皮下。

（1）优点。①无须手动注射，比较方便；②在进餐时间方面具有更多的选择性和灵活性；③可以一定程度减少胰岛素的使用量，更利于糖妈妈血糖平稳达标和体重的控制。

（2）缺点。①需要花一定的时间来学习如何佩戴和使用胰岛素泵，有精神障碍、智力低下者不建议使用；②胰岛素泵有一个埋在皮下的细小软管，如果软管过长，或者处理不好，可能会形成打结导致管路不通，影响胰岛素的输注，导致严重的高血糖；③对于糖尿病孕产妇的护理要求更高，管道配件使用时间缩短；④费用比较高，虽然胰岛素的费用可以报销，但泵和耗材需要自费，价格不低；⑤胰岛素泵可以使进餐更加灵活，这可能会使个别自制力比较差的患者进餐时间过长，进食量过多，难以自控，导致体重超标；⑥洗澡需断开管路，将泵摘下来；⑦增加埋泵部位皮肤感染的风险。

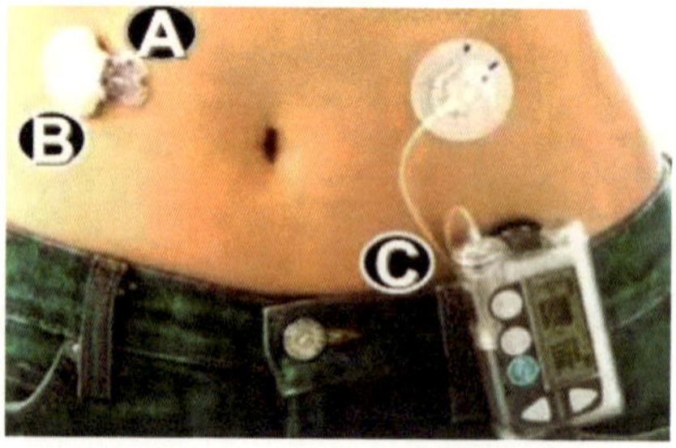

12 糖妈妈在胰岛素泵使用期间如何进行血糖监测？

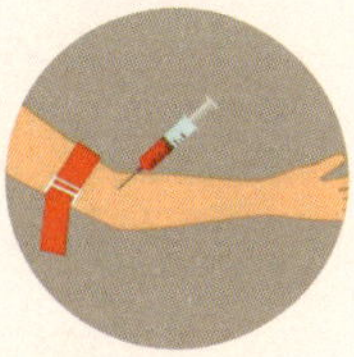

（1）刚开始用胰岛素泵的头3天内，一天至少要测8次微量血糖，即三餐前、三餐后2小时、睡前22点、凌晨3点。也可采用连续动态血糖监测血糖变化情况。

（2）血糖达标并基本稳定后，一天可测5次血糖，即空腹、三餐后和睡前22点。

（3）血糖达标并稳定、母胎体重增长良好达2周者，根据不同孕周以及医生和专科护士的建议，可以适当减少为一周内2天7次血糖监测，即三餐前、三餐后2小时和睡前22点。

13 如何避免刚装好的胰岛素泵的导管针头部位脱落？

粘牢导管针头部位：安装时，植入部位消毒面积要尽量大，多用酒精擦几次，皮肤消毒做得好，护理就容易，胶布也会粘得很牢。如果习惯使用医用碘伏消毒，则应再使用酒精棉擦拭，将皮肤上的碘清理干净，以免粘贴防水胶布时无法粘牢。

14 如何避免导管针头部位感染化脓？

（1）选择好部位：避免选择皮肤破损、血管处。

（2）严格消毒：消毒部位直径大于5厘米，消毒液要在有效期内使用。

（3）定期更换：注射部位和管道，最佳留置时间为3～5天，不超过7天。

（4）保持干燥：妥善固定，保持敷料干燥。

15 日常生活中使用胰岛素泵有哪些注意事项?

（1）穿衣时，先穿置管部位肢体，衣服以棉质宽松衣服为主。

（2）洗澡时，先启用胰岛素泵暂停模式，然后将延长管道分离，套上保护帽，用防水袋装好胰岛素泵放在一边。

（3）旅行时，可以携带胰岛素泵乘飞机，乘机前检查胰岛素泵的功能是否正常，泵内胰岛素剂量是否足够。

（4）不能携带胰岛素泵做CT、MRI检查，不能携带胰岛素泵蒸桑拿。

（5）日常生活时注意勿使喷雾消毒剂、酒精拭子（棉垫）、抗菌皂、消毒剂、香水、除臭剂、浴液、护肤霜直接接触输注导管，以免损坏输注导管。

（6）注意定期更换输注导管（建议3～5天换一次，最长不超过7天）。同一部位埋置时间过长，不仅增加感染的风险，还会降低胰岛素的吸收和敏感性。

16 如何选择胰岛素泵注射部位?

视频：胰岛素泵使用指南

（1）腹部安装者，需避开肚脐周围5厘米区域、系腰带处及皮下硬结、瘢痕处。孕妈随着孕周的增加，子宫不断增大，大于24周后，腹部皮下脂肪减少，妊娠纹增多，此时腹部不再是最佳选择。

（2）上臂/大腿安装者，选择中上臂/大腿外侧活动较小的部位，尽量选择未注射过的部位，采取交替注射的方式，确保胰岛素正常吸收。

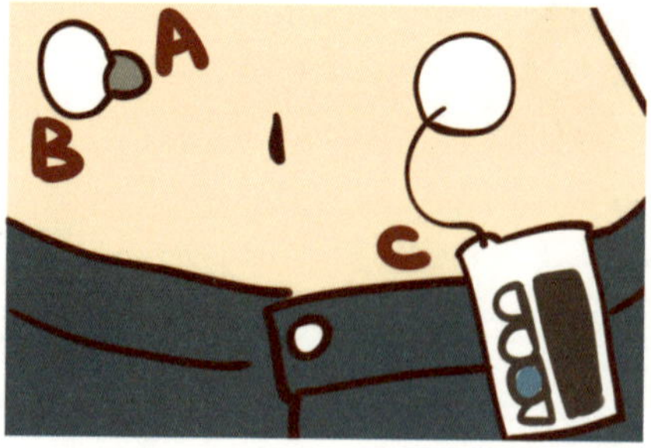

（3）每次注射前需评估注射部位，避免硬结、瘢痕组织部位，以确保胰岛素正常吸收。

17 使用胰岛素泵期间应做什么安全检查？

（1）经常检查输注部位是否出现药液渗出（皮下未成功输注胰岛素）。

（2）透明窗口可观察输注部位有否红肿（皮肤炎症），一旦出现，应及时找专业人员处理。

18 引起血糖升高的药物有哪些？

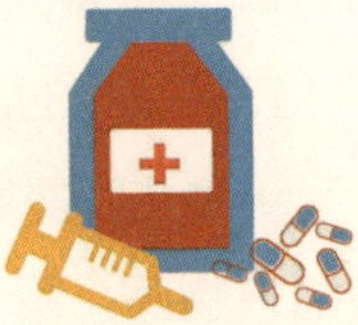

（1）糖皮质激素。

（2）生长激素。

（3）奥曲肽。

（4）利尿剂。利尿药中噻嗪类利尿药对糖耐量的影响最大，髓袢利尿药对其影响较小，而保钾利尿药对糖代谢无影响。

（5）抗精神病药品。传统的抗精神病药物可分为低效价抗精神病药和高效价抗精神病药两类。低效价抗精神病药以氯丙嗪、甲硫哒嗪为代表，常常会引起糖代谢异常，同时伴有体重增加和血脂增高。高效价抗精神病药以氟哌啶醇为代表，对血糖的影响不明显。新的非典型抗精神病药如利培酮、喹硫平、齐拉西酮、氯氮平和奥氮平更易引起高血糖，而且各种药物对血糖的影响程度是有差异的，不存在对剂量的依赖性。

（6）氟喹诺酮类抗生素。

（7）利托君。

（8）阿司匹林。

（9）其他。甲状腺激素可使胰岛素水平下降，使血糖升高；也有报道称长期使用乙酰唑胺、维生素E可能引起血糖升高。

19 糖妈妈孕育的宝宝为啥容易出现肺发育不成熟?

目前代表胎儿肺部发育成熟的物质，称之为胎儿肺表面活性物质（简称“PS”），其主要成分为卵磷脂，即磷脂酰胆碱、磷脂酰甘油和磷脂酰肌醇。它在肺泡Ⅱ型上皮细胞合成，以板层小体形式在细胞质内贮存。孕20～24周时，板层小体首次出现在Ⅱ型上皮细胞中，饱和磷脂酰胆碱不断在肺组织中积累直到足月。至孕34～35周时PS才大量产生。这些肺表面活性物质可以减少肺表面张力，减少新生儿首次呼吸时肺泡的张力，协助新生儿建立正常呼吸。通常情况下，正常发育的胎儿的肺在胎龄36周后才发育成熟。

新生儿呼吸窘迫综合征（NRDS）又称新生儿肺透明膜病，指由于缺乏肺表面活性物质，呼气末肺泡萎陷，致使新生儿出生后出现短暂（数分钟至数小时）的自然呼吸，继而发生进行性呼吸困难、发绀、呻吟等急性呼吸窘迫症状和呼吸衰竭。主要见于早产儿，胎龄越小，发病率越高。糖尿病产妇所生的婴儿、剖宫产儿、双胎的第二婴和男婴，多胎，宫内窘迫或窒息，遗传史等新生儿的发生率也较高。

糖妈妈血液中高浓度的血糖可通过胎盘到达胎儿血循环，使胎儿的胰岛素分泌增多，导致胎儿高胰岛素血症，可拮抗糖皮质激素促进肺泡Ⅱ型细胞合成及诱导释放表面活性物质的作用，使胎儿肺表面活性物质的分泌减少，肺成熟延迟，导致NRDS的高发生率。糖宝宝呼吸窘迫的发生率为8%～23%，较正常宝宝高5～6倍。

近年研究发现，血糖控制好的糖尿病孕妇胎儿肺成熟的孕周与非糖尿病孕妇一致。目前糖宝宝NRDS主要见于早产儿以及糖妈妈孕期血糖控制不理想者。所以减少糖宝宝发生NRDS的关键在于使糖妈妈血糖达标和预防早产。另外，因糖皮质激素具有促胎儿肺成熟作用，对于可能发生早产或血糖控制不理想的糖妈妈，需要适时给予糖皮质激素促胎儿肺成熟治疗，以减少新生儿呼吸窘迫综合征发生的可能。

20　促胎儿肺成熟的药物如何发挥作用？

胎儿的呼吸道上皮细胞和肺间质纤维细胞均富含糖皮质激素特异受体，糖皮质激素与其特异性受体结合，产生多种糖皮质激素相关蛋白，其中成纤维细胞产生的成纤维细胞-肺细胞因子作用于肺泡Ⅱ型细胞，促进肺表面活性物质的合成与释放，降低肺内毛细血管的渗透性，减少肺水肿，从而降低NRDS的发生概率；另外，它还可加速肺抗氧化酶系统的发育成熟，减少脂质过氧化物在胎肺的积聚，增加肺的依从性和最大肺活量，减少肺血管蛋白渗漏到肺泡内，并加速液体的清除，改善肺泡功能。

大量研究表明，产前糖皮质激素的使用能降低NRDS的发病率，降低新生儿对机械通气、持续正压通气、肺表面活性物质和氧疗的需求。同时，它还可促进胎儿脑生发基质微脉管系统成熟，从而降低新生儿脑室内出血风险。

常用促胎儿肺发育成熟的药物为糖皮质激素，主要为地塞米松和倍他米松。

21　促胎儿肺成熟药物对宝宝有不良影响吗？

糖妈妈产前使用糖皮质激素能够降低早产儿NRDS、婴儿合并严重不良结局的发生率和死亡率，但对子代的安全性会造成影响。有研究报道，多疗程糖皮质激素治疗可引起新生儿出生体重、身长和头围减小。但医疗临床长期随访证实，目前推荐的产前单一疗程糖皮质激素治疗是安全的。

22　糖妈妈在孕期什么情况下需要用药呢？

糖妈妈有早产风险时，使用糖皮质激素促胎儿肺成熟在国内外已形成广泛共识。加拿大妇产科学会《妊娠合并糖尿病临床指南（2020）》指出：糖皮质激素应仅限于妊娠24～36周有早产和晚期早产风险等指征的糖妈妈使用，使用后应密切监测糖妈妈血糖。鉴于糖皮质激素有潜在副作用，不推荐妊娠37～39周对选择剖宫产的糖妈妈预防性使用糖皮质激素。

23 糖皮质激素促胎儿肺成熟一个疗程用药多久?

倍他米松12mg ，肌肉注射每天1次，共2次；或地塞米松6mg，肌肉注射12小时1次，连续4次。孕32周前使用单疗程糖皮质激素治疗，孕妇尚未分娩，在应用1疗程2周后，孕周仍不足32+6周，估计短时间内终止妊娠者可再次应用1疗程，但总疗程不超过2次。

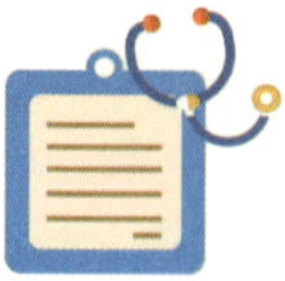

24 糖皮质激素促胎儿肺成熟用药的最佳时机是何时?

在早产前24小时至7天内应用糖皮质激素的糖妈妈，其NRDS发生率明显降低。但分娩的时间并不能准确预测，因此仅有四分之一的孕妇在给予糖皮质激素后的最佳时间窗内分娩。

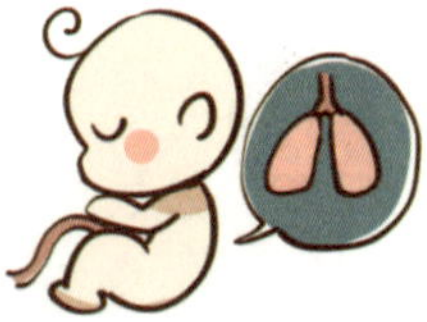

25 糖皮质激素促胎儿肺成熟的用药途径有哪些?

糖皮质激素促胎儿肺成熟的用药途径有四种：肌肉注射、口服、静脉注射及羊膜腔内注射。以肌肉注射为首选，不推荐口服、静脉注射和羊膜腔内注射。

口服地塞米松缺乏促胎儿肺成熟的安全性和有效性的良好证据，有可能造成新生儿败血症和脑室内出血的发生率升高，故不推荐口服；因胎儿暴露于糖皮质激素刺激的时间短，静脉给药的药物作用效果低于肌肉注射，故也不主张静脉给药；因羊膜腔内注射糖皮质激素为有创操作且费用较高，如今已淘汰；肌肉注射可以缓慢释放，起到良好的促胎儿肺成熟的作用，故为首选。

26 促胎儿肺成熟药物对糖妈妈有不良影响吗？

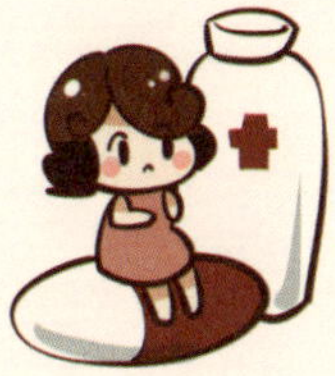

由于肌注或静脉给药时药物需经母体才作用于胎儿，治疗剂量的糖皮质激素药物易使糖妈妈的血糖飙升。虽然糖皮质激素对血糖有影响，但可利用胰岛素来短期控制升高的血糖。权衡利弊，不能因可能有血糖的短暂波动就忽略糖皮质激素带来的益处。

建议对有指征使用者，在胰岛素调控血糖平稳的基础上使用糖皮质激素促胎儿肺成熟，避免各种应激因素交杂引起血糖飙升，诱发糖尿病酮症酸中毒。

而酮症酸中毒是糖尿病孕产妇和胎儿死亡的潜在危险因素，故建议对血糖控制不佳的孕妇使用地塞米松时应密切监测和控制血糖，尤其是用药后12小时内血糖，以便更好地预防酮症酸中毒的发生。

27 地塞米松对糖妈妈血糖影响的时间有多长？

地塞米松对糖妈妈血糖影响的持续时间约为7天，尤其在用药12小时之内对血糖影响最大。故建议若进行OGTT筛查，最后一剂地塞米松的间隔时间应不少于7天。

28 如何用胰岛素应对促胎儿肺成熟药物引发的糖妈妈血糖飙升？

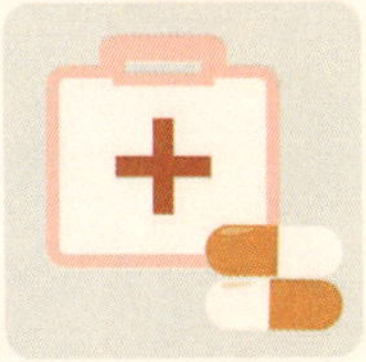

国外学者建议，倍他米松促胎儿肺成熟疗程期间，胰岛素增加使用剂量如下：第一天长效胰岛素加量25%，第二、第三天原剂量总量增加40%，第四天总量增加20%，第五天总量增加10%～20%，第六天恢复原来剂量。

国内使用地塞米松促胎儿肺成熟，若糖妈妈用皮下泵，个体化增加基础胰岛素剂量0.1～0.3u/小时；皮下注射者，增加地特胰岛素4～6u/天，共2天即可。

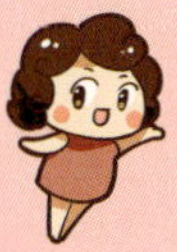

认识妊娠合并糖尿病严重并发症（低血糖、酮症）

1 糖妈妈低血糖的危害有哪些?

2 如何判断糖妈妈低血糖?

3 低血糖症的分类有哪些?

4 如何防止糖妈妈低血糖?

5 哪些孕妇易发生低血糖?

6 什么是黎明现象和苏木杰现象?

7 什么是酮症?

8 如何检测酮体?

9 糖妈妈何时需要检测酮体?

10 糖妈妈检测酮体的指征和检测频率的建议是什么?

11 糖妈妈监测酮体的意义何在?

12 什么是饥饿性酮症?

13 酮症的危害有哪些?

14 什么是妊娠期糖尿病酮症酸中毒?

15 糖妈妈应如何警惕酮症酸中毒的发生?

16 为什么糖妈妈分娩的宝宝容易发生低血糖?

17 低血糖对宝宝有什么危害?

18 如何发现宝宝发生低血糖?

19 如何检测和诊断宝宝发生了低血糖?

20 糖妈妈如何防治宝宝发生低血糖?

扫一扫
听本章内容

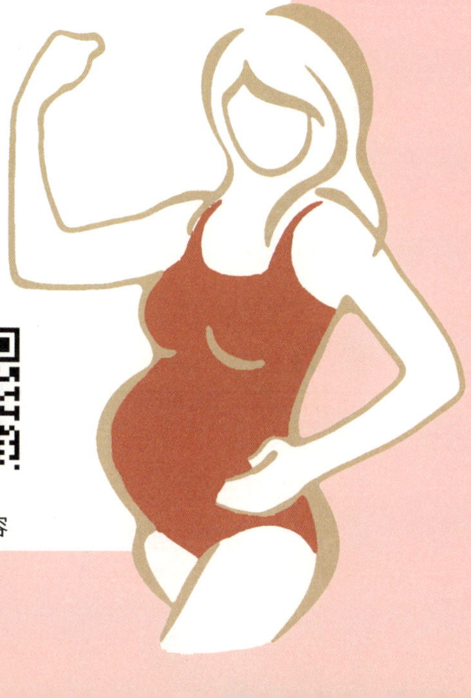

1　糖妈妈低血糖的危害有哪些？

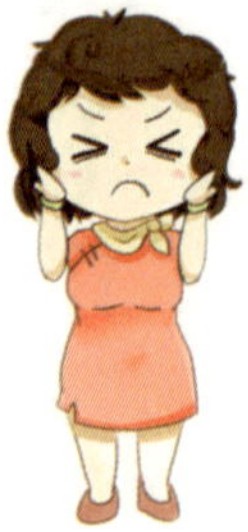

（1）对母体的危害。偶发低血糖常见，而严重低血糖引起母体行为改变、意识障碍、晕厥等，须住院治疗。因孕妇低血糖所致的交通事故、昏迷、癫痫样发作和孕产妇死亡较为罕见，但后果极为严重。

（2）对胚胎及胎儿的危害。一次低血糖反应对胎儿影响不大，但是多次或长时间低血糖对胎儿有一定影响。

动物研究证明，母体低血糖可导致子代先天畸形、生长迟缓和胎儿宫内窘迫。葡萄糖是胎儿氧化代谢的重要底物，胎儿获得葡萄糖的多少取决于子宫-胎盘循环的维持和母胎界面葡萄糖的浓度梯度，因此，母体低血糖也会相应导致胎儿低血糖。胎儿对低血糖的反应会根据器官功能成熟程度和营养生理状态而变。

2　如何判断糖妈妈低血糖？

由于怀孕后新陈代谢加快，孕妇胰岛的血流量较非孕时增多，故胰岛生理功能非常旺盛，孕妇血中胰岛素水平偏高，以致孕妇血糖（尤其是空腹血糖）偏低，从而出现头晕、心悸、乏力、手颤和出冷汗等症状。研究发现，45%的孕妇经历过低血糖，尤其是在妊娠早期和中期，当监测到空腹及餐前血糖值低于3.3mmol/L，餐后2小时血糖值低于4.4mmol/L，运动时血糖值低于4.0mmol/L，需警惕低血糖。

最好保障糖妈妈全天24小时的血糖值不低于4.0mmol/L。

3　低血糖症的分类有哪些？

低血糖主要分为以下三种程度：

（1）需要抢救的严重低血糖（血糖<50mg/dL，即2.8mmol/L）；

（2）临床显著低血糖（血糖<54mg/dL，即3.0mmol/L）；

（3）低血糖警戒值（血糖54～70mg/dL，即3.0～3.9mmol/L）。

4 如何防止糖妈妈低血糖?

视频：糖妈妈如何预防低血糖

（1）规律生活。睡眠充足，避免熬夜；科学饮食，营养均衡。制订个性化的妊娠期糖尿病饮食处方，一日进食六餐（3+3模式）；指导孕妇及家属掌握每日所需总热量的计算方法和食谱之间的转换方法。保证热量充足既有利于血糖控制，又可避免营养不良及低血糖。

（2）科学运动。进食后30分钟再运动，遵循“五步法”进行运动，每次运动时间控制在30分钟内，运动后休息30分钟。在短效胰岛素注射后2～3小时即药物作用最强时，应减少运动或避免该时段运动。运动过程如有头晕、眼花、冒冷汗，马上检测血糖，小于4.0mmol/L时马上停止运动，并立即进食可以升高血糖的食物。

（3）安全用药。烹饪好食物再进行胰岛素注射，注射后及时进食。根据医嘱进行胰岛素的注射，不可擅自更改胰岛素的剂量。

（4）自我监测。动态监测血糖，尤其是当血糖控制不稳定时，增加血糖监测的次数，了解自身血糖水平。

（5）寻求救助。随身携带食物和低血糖急救卡，当发生低血糖时可以立即自救或方便他人救助。

（6）自我预防。牢牢掌握低血糖的症状，如颤抖、头晕、虚弱无力、神志不清（比如不确定日期、年份等）、注意力下降或昏昏欲睡、大量出汗或冒冷汗，出现以上不适，及时进食可以迅速升高血糖的食物，如苏打饼干3～4块、糖果2块、麦方包一片或橙汁100毫升。待低血糖症状缓解后，补充进食如牛奶、鸡蛋或饺子等食物。

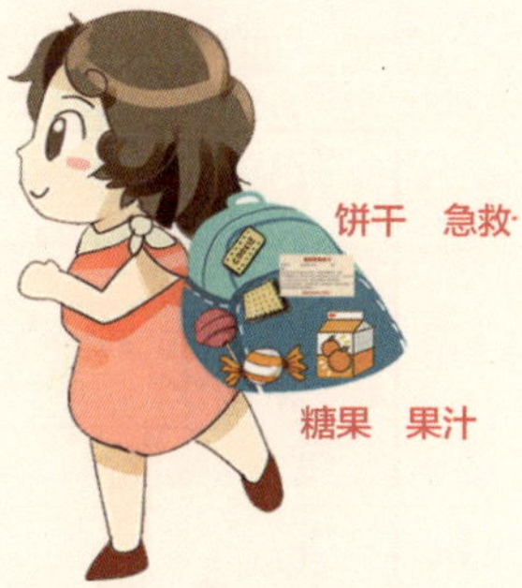

5 哪些孕妇易发生低血糖？

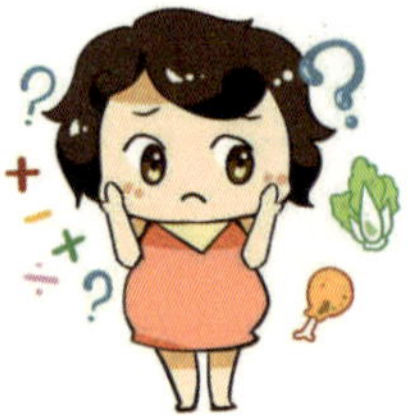

（1）合并有甲状腺功能减退症的孕妇。与甲状腺功能亢进症相反，甲状腺功能减退症患者体内的甲状腺激素低于正常生理水平，从而导致对其他激素特别是儿茶酚胺和胰岛素的调节作用减弱，使肝糖原的合成与利用、葡萄糖的吸收与利用均发生障碍，从而引起低血糖。

（2）过于严格控制热量、不规范进食、不规范用药、运动过量的糖妈妈。

（3）1型糖尿病合并妊娠者，如妊娠早期出现妊娠剧吐，进食量不足；产后哺乳初期，哺乳辛劳且耗能大；胰岛素剂量未适当调整。

6 什么是黎明现象和苏木杰现象？

黎明现象是指糖妈妈夜间无低血糖发生，凌晨3点和早餐前出现高血糖。简单地说，也就是“高后高”现象。这是由于人体内有很多激素都有升高血糖的作用，如糖皮质激素、甲状腺激素、胰高血糖素等，而这些激素的分泌高峰一般在上午5～7点或5～9点，因此容易导致早晨血糖升高。

苏木杰现象是指糖妈妈夜间低血糖，早餐前高血糖。简单地说，也就是“低后高”现象。这是由于口服降糖药或胰岛素使用过量而导致夜间低血糖反应后，机体为了自身保护，使具有升高血糖作用的激素如胰高血糖素、生长激素等分泌增加，血糖出现反跳性升高。

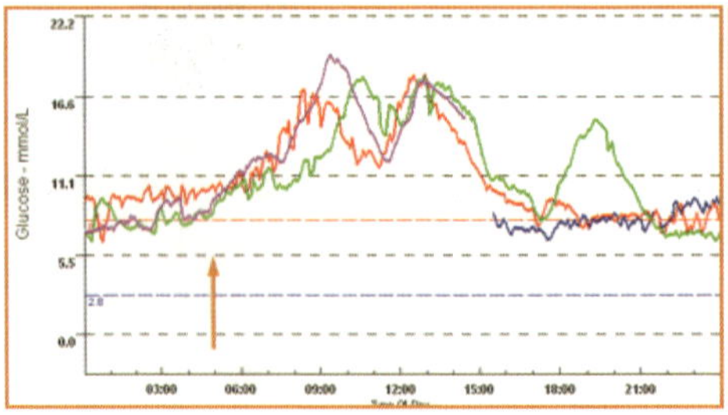

黎明现象

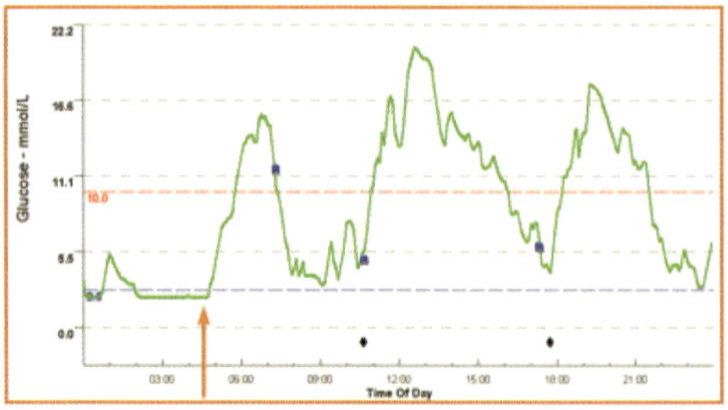

苏木杰现象

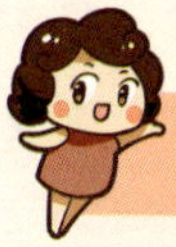

7　什么是酮症？

因糖妈妈本身存在着胰岛素缺乏，又加上妊娠期拮抗胰岛素激素分泌增多，引起胰岛素抵抗增加从而使血糖升高，导致体内葡萄糖不能被利用，脂肪分解增加，经过肝脏氧化形成酮体，超过机体的利用能力，在血中集聚而发生的酮体异常增高称为酮症。文献报道孕前糖尿病酮症的发生率为5%～10%; 而1型糖尿病合并妊娠者在孕期比2型糖尿病合并妊娠者及妊娠期糖尿病患者更易发生酮症。酮症的高危因素包括：妊娠期糖尿病史、既往血糖升高史、糖尿病家族史者，上次妊娠有羊水过多、分娩巨大儿史者，高龄孕妇（≥35 岁），既往有胎儿窘迫、胎儿生长受限、不明原因死胎史、不明原因新生儿死亡史者，以及孕前超重、肥胖，有高血压、高脂血症者。

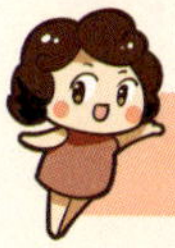

8　如何检测酮体？

酮体是三种不同成分丙酮、乙酰乙酸和β-羟丁酸的总称，它们是体内脂肪代谢的中间产物。酮体的检测包括尿酮体的检测和血酮体的检测。

尿酮的检测依据原理是：乙酰乙酸和丙酮可为硝普钠试验所检出，呈紫色反应，因此尿酮只能检测到乙酰乙酸和丙酮，而不能检测β-羟丁酸。尿酮体的检测方法为干化学分析法，通过尿液分析仪进行定性或半定量的检测。正常人酮体定性试验为阴性。

血酮体的检测用定量方法为抽糖妈妈的静脉血，用以下两种方法检测：

（1）分光光度法定量测定。多在检验科生化仪上使用，耗时较长，包括采样、送检、等待报告时间。

（2）电化学法定量测定。多在床旁检测技术（POCT）血酮检测仪上使用微量样本快速、准确地测定血酮水平。

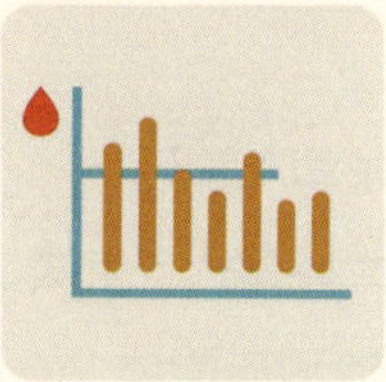

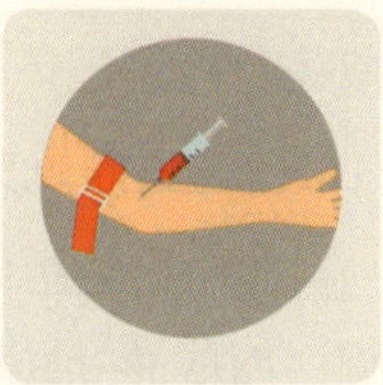

一般来说，在发生酮症酸中毒时，酮体升高的最主要成分是β-羟丁酸，血中的β-羟丁酸与乙酰乙酸比值常在10以上。临床常用的床旁检测技术血酮检测仪（目前最常用的是雅培血酮试纸）主要检测的是β-羟丁酸含量，因此血酮体检测比尿酮体检测更为迅速、准确、可靠。

9 糖妈妈何时需要检测酮体?

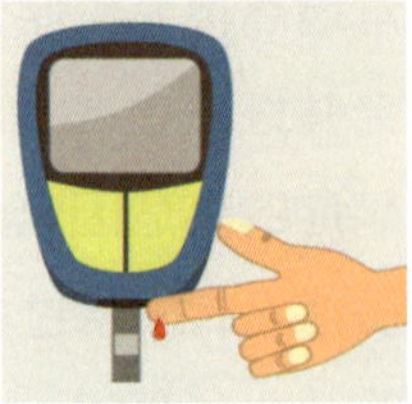

（1）孕早期若有较剧烈的早孕反应尤其是达到妊娠剧吐的程度时；

（2）妊娠期任何时间热量摄入不足时；

（3）饥饿导致出现低血糖时；

（4）孕晚期体重2周不增加时；

（5）未经治疗、中断胰岛素治疗或胰岛素使用量不足的1型糖尿病合并妊娠；

（6）血糖控制不佳，血糖水平≥11.1 mmol/L时，测血糖、血酮体和尿酮体，了解有无合并酮症，若酮体增高同时测定动脉血气分析；

（7）使用药物，如糖皮质激素等。

10 糖妈妈检测酮体的指征和检测频率的建议是什么?

检测指征：

（1）妊娠期糖尿病A1级

饮食治疗最初1周，每天同时监测血糖/检测酮体（或血、尿酮体，任选其一），合并明显饥饿感时增加监测频率；每次调整热卡摄入量、孕期体重不增或减轻时检测酮体。

（2）妊娠期糖尿病A2级

血糖未达标时，大轮廓（7点法）监测血糖的同时，酌情增加血、尿酮体的检测；血糖波动较大时检测血酮体。

检测频率：

（1）监测血糖值＞11.1mmol/L，建议前4～6小时每小时监测血糖、酮体水平，直至酮体转阴性；

（2）发生糖尿病酮症酸中毒（DKA）时每2小时测1次血酮，直到血酮转阴性。

11 糖妈妈监测酮体的意义何在？

（1）协助对酮症的诊断。在糖尿病酮症（DK）及糖尿病酮症酸中毒的诊断过程中，酮体水平高于正常是必要的诊断标准之一；

（2）治疗监测与疗效评估。 酮体下降提示了糖尿病酮症酸中毒的缓解，酮体下降速度可作为疗效的评估指标，因此监测酮体值可作为评估治疗的有效性及疾病痊愈的标准；

（3）院外预防。国内外均强调，院外糖尿病管理者需注意有指征的酮体检测，运用尿酮体检测试纸及血酮体检测试纸监测酮体水平，是避免发生低血糖及酮症酸中毒的重要手段和有效保障。

12 什么是饥饿性酮症？

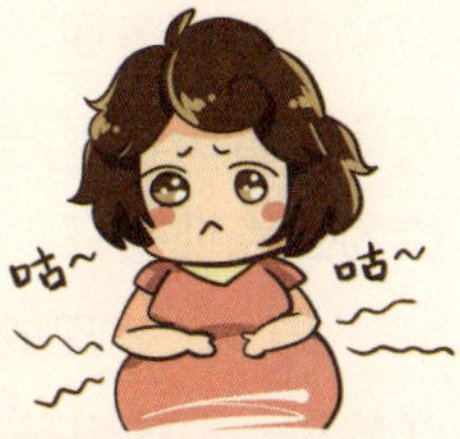

正常情况下，孕妇血中酮体极微。若孕妇因较长时间的饥饿或妊娠剧吐等致使能量摄入严重不足，人体动员体内脂肪、蛋白质分解提供能量，使代谢产物中丙酮类物质增加，血中酮体过高，并出现尿中酮体时，便会出现类似糖尿病酮症的相关症候群，称为饥饿性酮症。轻者仅血中酮体增高，尿中出现酮体，无明显不适；严重者会出现四肢无力、疲乏、口渴、尿多、食欲不振、恶心呕吐等症状。随着病情发展恶化，会出现头痛、深大呼吸、呼气有烂苹果味，逐渐陷入嗜睡、意识模糊及昏迷。

13 酮症的危害有哪些?

（1）对孕妇的主要影响是严重脱水、酸中毒和电解质紊乱。随着病情发展，严重脱水使血容量明显减少，导致低血压和组织灌注减少，引起少尿、血尿素氮和肌酐水平升高，严重者发生无尿甚至肾功能衰竭。在严重失水、循环障碍、渗透压升高、细胞缺氧等多种因素的综合作用下，中枢神经功能出现障碍，导致不同程度的意识障碍、昏迷，甚至死亡。

（2）对胎儿的影响是孕妇的酸中毒、高血糖、严重血容量不足、电解质紊乱易导致胎儿流产、胎儿畸形和胎儿宫内缺氧死亡。另外，酮症还会影响胎儿心血管和神经系统的发育，也与儿童的低智商有关。胎儿死亡率与病情轻重、是否及时有效治疗密切相关。

14 什么是妊娠期糖尿病酮症酸中毒?

妊娠期糖尿病酮症酸中毒主要发生在孕前糖尿病和妊娠期糖尿病妇女中，是一种可危及孕妇、胎儿生命的急性代谢综合征，其表现包括：恶心、呕吐、乏力、口渴、多尿，少数伴有腹痛；皮肤黏膜干燥、眼球下陷、呼气有酮臭味，病情严重者出现意识障碍或昏迷。以高血糖、阴离子间隙增加、代谢性酸中毒和酮症为其表现特征，也是导致妊娠合并糖尿病孕妇母儿死亡的重要原因。发生率在1%～3%。常见的诱因：①不规范产检，未能及时发现病情；②胰岛素用量不足；③感染；④应用升高血糖的药物，如β2受体激动类宫缩抑制剂（利托君）、地塞米松促胎肺成熟以及利尿剂（如噻嗪类）等；⑤应激反应，如先兆临产、子痫前期、情绪激动等其他应激因素；⑥饮食不足或过量。

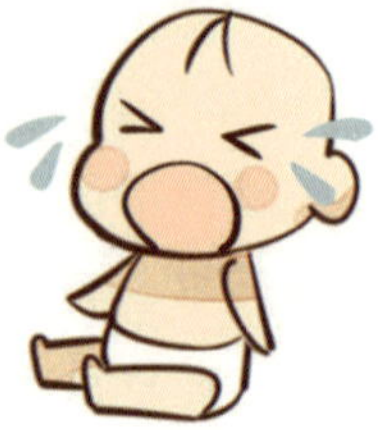

15　糖妈妈应如何警惕酮症酸中毒的发生？

妊娠期出现不明原因食欲减退、恶心、呕吐、乏力、多尿、口干、头疼、头痛、嗜睡，甚至昏迷等不适者，需警惕酮症酸中毒的发生。此时应立即住院，注意监测血糖和酮体水平，必要时行血气分析，以明确诊断。

16　为什么糖妈妈分娩的宝宝容易发生低血糖？

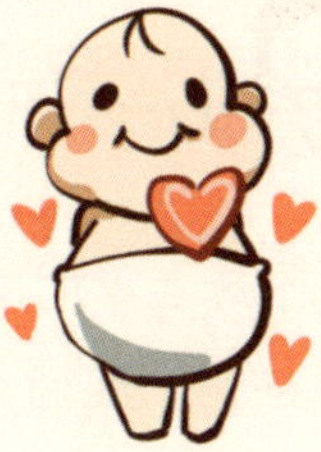

糖妈妈若血糖控制不良，血糖水平高，大量葡萄糖可通过胎盘进入胎儿体内，刺激胎儿胰岛 β 细胞增生，胰岛素分泌随之增加，导致胎儿出现高胰岛素血症。分娩后，源自糖妈妈的高葡萄糖水平来源忽然中断而糖宝宝却仍存在高胰岛素血症，使其发生低血糖的概率远远大于正常孕妇分娩的新生儿。

17　低血糖对宝宝有什么危害？

葡萄糖是脑能量代谢的重要物质，如果低血糖持续时间长，不及时补充糖，就有可能造成脑组织细胞变性损伤，对新生儿日后神经系统发育造成不利影响，轻者智力发育迟缓，重者可出现智力低下，甚至发生脑性瘫痪等疾病。血糖浓度越低，脑损伤程度越重。因此，预防新生儿低血糖是一个不容忽视的问题。

视频：识别宝宝低血糖的发生

18　如何发现宝宝发生低血糖？

新生儿低血糖分为无症状性和有症状性。无症状性低血糖常无低血糖的临床表现；有症状性低血糖可出现面色苍白、出冷汗、体温低、精神差、嗜睡、惊厥等不同程度的神经系统表现。

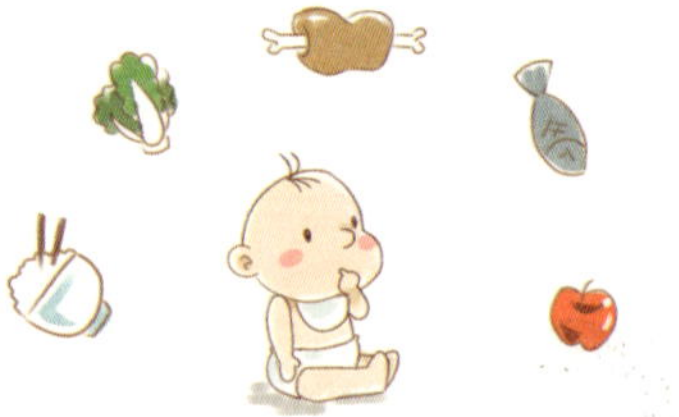

低血糖的症状和体征多出现在出生后24小时内，应严密观察新生儿的面色、吸吮能力。

19　如何检测和诊断宝宝发生了低血糖？

临床上常用微量血糖仪取宝宝的足跟部毛细血管微量血或静脉血监测血糖。要求新生儿出生后30分钟复查血糖、12 小时内2～4 小时查1次血糖，防止新生儿发生低血糖或要求出生后1、3、6、9、12、24小时规范定时监测血糖。足月新生儿血糖≤2.2mmol/L，可诊断为新生儿低血糖症。

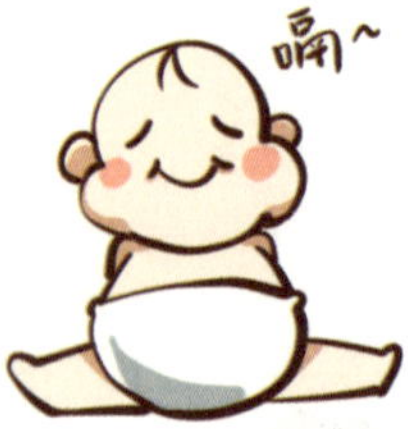

20　糖妈妈如何防治宝宝发生低血糖？

（1）产前糖妈妈合理进食是预防新生儿低血糖的关键措施。自然分娩的产妇在分娩前后应适当进食，少食多餐，以富含热量的流食、半流食为主，如果汁、藕粉、稀面条、稀饭等。当产妇因情绪紧张、焦虑而缺乏食欲或畏惧进食时，可给予5%～10%葡萄糖静脉注射。

剖宫产的新生儿较自然分娩的新生儿更容易出现低血糖，这与孕妇禁食时间长和术中补盐多于补糖有关。为此，术前给孕妇注射5%～10%葡萄糖，维持母体血糖值在5～10mmol/L，有利于保障宝宝对葡萄糖的需求。

（2）产后注意新生儿保暖、尽早开奶或口服葡萄糖，以及补充葡萄糖是预防新生儿低血糖的必要手段。

①注意新生儿保暖。新生儿体温调节中枢发育未完善，出生时由于体表羊水的蒸发，体温迅速下降，寒冷刺激可以造成新生儿低血糖。所以，要保证室内温度在25℃～26℃，提倡母婴皮肤接触，这是最好的复温措施，必要时置辐射台，使新生儿体温维持在36.2 ℃～37.0 ℃，以减少热能的消耗，降低低血糖的发生概率。

②尽早开奶或口服葡萄糖。母乳是婴儿的天然食品，通过吸吮乳头可促进乳汁分泌，还可使新生儿交感肾上腺应激增强，儿茶酚胺分泌增加，使血糖升高。新生儿出生后，由护士床边指导，帮助糖妈妈尽早给新生儿喂奶。无乳汁分泌的，按医嘱补充新生儿配方奶，每2～3小时喂奶1次，进食2小时后复测血糖，连续监测血糖值3次正常后，改为临床观察，加强喂养，记录进奶量及大小便次数等。

③补充葡萄糖。如果新生儿血糖≤2.2mmol/L则口服10%葡萄糖，同时静脉注射葡萄糖。复测血糖仍低者，或是初次血糖偏低伴有低血糖症状，如新生儿出现面色苍白、出汗多、软弱无力、体温低、哭闹要奶吃等，应立即静脉维持10%葡萄糖输液，足月儿6～8mg/kg · min^{-1}，早产儿4～6mg/kg · min^{-1}，密切监测血糖值，使血糖维持于2.3～6.1mmol/L。

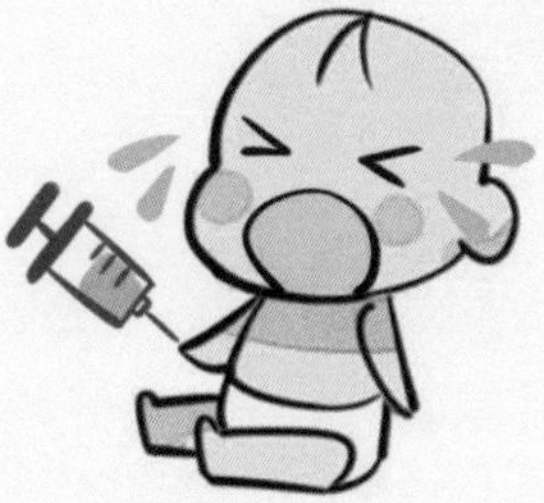

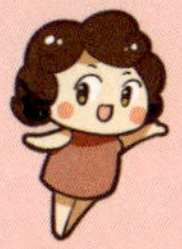

糖妈妈的孕前咨询

1 什么是体重指数?

2 什么是标准体重、理想体重及消瘦和肥胖?

3 哪些人孕前需要进行糖尿病的筛查?

4 有糖尿病病史者孕前需要进行一次系统的全面检查吗?

5 有糖尿病病史者孕前需要进行哪些咨询?

6 有糖尿病病史者孕前如何评估病情及能否妊娠?

7 有糖尿病病史者孕前是否要减重?

8 有糖尿病病史者孕前需要减压和心理调适吗?

9 曾经患过妊娠期糖尿病，这次怀孕还会患吗?

10 之前有巨大儿分娩史，与妊娠期糖尿病是否一定有关?

11 患有甲状腺功能亢进症（甲亢）的患者，怀孕了会不会患妊娠期糖尿病?

12 孕前无糖尿病，孕期如何降低妊娠期糖尿病风险?

13 丈夫有糖尿病，妻子怀孕了会不会患妊娠期糖尿病?

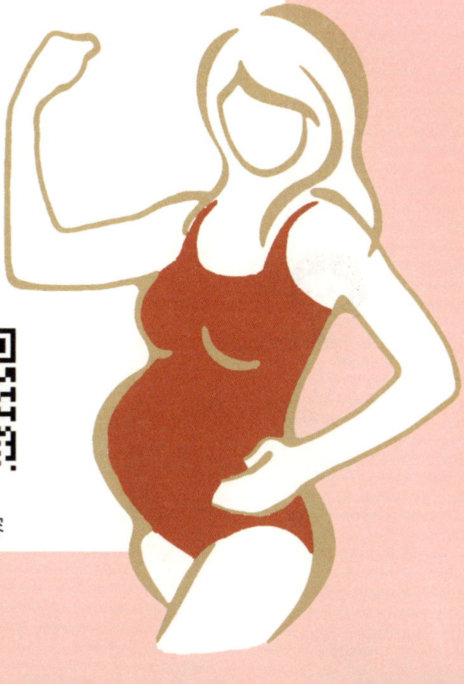

扫一扫
听本章内容

1 什么是体重指数?

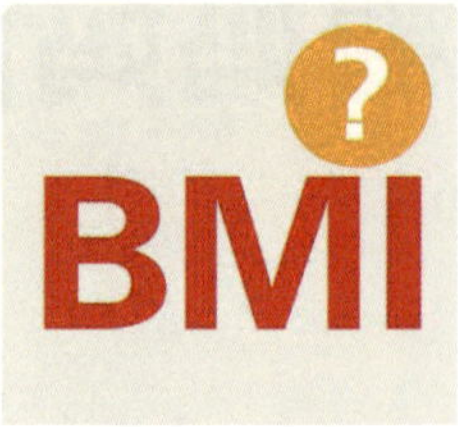

体重指数（或称体质指数）即身体质量指数（body mass index，BMI），是用体重（千克）除以身高（米）的平方得出的数据，即 BMI= 体重（千克）/身高的平方（米^2）。例如，身高为1.6米的孕妇，怀孕前体重为64千克，她的BMI=64÷（1.6×1.6）=25千克/米^2。

BMI 可反映身体是否超重和肥胖。中国标准：BMI＜18.5千克/米^{2}为偏瘦；18.5～23.9千克/米^{2}为正常；24～27.9千克/米^{2}为超重；≥28千克/米^{2}为肥胖。

2 什么是标准体重、理想体重及消瘦和肥胖?

标准体重（千克）（身高 150 厘米以上者）= 身高（厘米）-105

理想体重=标准体重 ±10%

实际体重状况（%）=（实际体重-标准体重）÷ 标准体重×100%

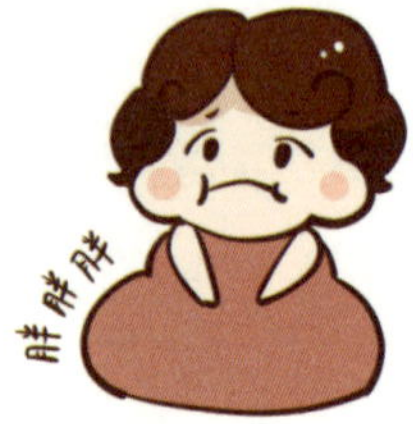

肥胖：实际体重状况≥20%

消瘦：实际体重状况≤-20%

3 哪些人孕前需要进行糖尿病的筛查?

超重或肥胖且有一个以上其他糖尿病危险因素的无症状的妇女，不论年龄，孕前均应进行检查，以评估未来患糖尿病的风险。

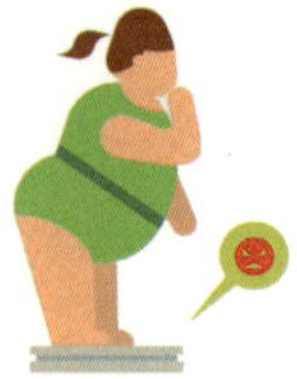

4　有糖尿病病史者孕前需要进行一次系统的全面检查吗？

需要。应到内分泌科和产科就诊。检查项目包括：①常规的检查项目：弓形虫、风疹病毒、巨细胞病毒和单纯疱疹病毒检查， 以及乙型肝炎病毒抗体、梅毒、人类免疫缺陷病毒抗体、血型鉴定、尿常规、肝肾功能、宫颈细胞学检查等；②糖尿病相关检查项目：空腹和餐后2小时血糖、糖化血红蛋白、尿白蛋白/肌酐比率、甲状腺功能、血脂、血压、心电图和（或）超声心动图、眼底等检查。

5　有糖尿病病史者孕前需要进行哪些咨询？

视频：糖妈妈孕前准备

（1）详细了解妊娠可能对糖尿病病情的影响，进行避孕、计划性妊娠。

（2）调整生活方式，了解孕前减重、孕期控重的科学方法（科学饮食+运动）。当BMI>27千克/米^{2}时，应减少体重后再妊娠。

（3）妊娠前及妊娠期血糖控制的目标值，孕期高血糖和低血糖的诊断和预防。推荐孕前1型糖尿病的妇女糖化血红蛋白的目标值是6.0%～6.5%。如没有明显低血糖的发生，则理想的糖化血红蛋白控制目标是＜6.0%；如果出现低血糖的情况，糖化血红蛋白控制目标可放宽到＜7.0%；当糖化血红蛋白＞10.0% 时，暂不建议妊娠。孕前空腹血糖推荐值为 3.9～5.3 mmol/L，餐前血糖推荐值为3.9～5.3 mmol/L，餐后2小时及睡前血糖推荐值为5.6～7.1mmol/L。

（4）孕前和孕期适宜的药物治疗及其调整等。将降糖药改为胰岛素，停用可能致畸的药物如 ACEI、ARB、利尿剂、他汀类药物等，如有必要，改用其他孕期可用药物如钙离子拮抗剂；孕前3个月开始，每天补充叶酸400 微克、钙剂1000毫克、维生素D 600U。

6 有糖尿病病史者孕前如何评估病情及能否妊娠?

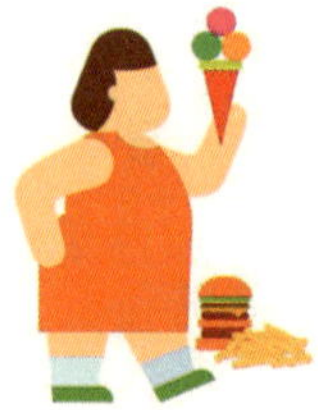

（1）所有血糖异常的妇女，计划妊娠前应找产科和内分泌科医生一起评估糖尿病的严重度并分型，了解是否存在如糖尿病视网膜病变、糖尿病肾病、神经病变和心血管疾病等并发症，知情同意后，进行母胎风险评估。

（2）已存在糖尿病慢性并发症者，因妊娠可能会使病情加重，需在孕前检查时由产科和内分泌科医生共同对患者的病情进行连续性动态评估，符合条件者方可怀孕。

7 有糖尿病病史者孕前是否要减重?

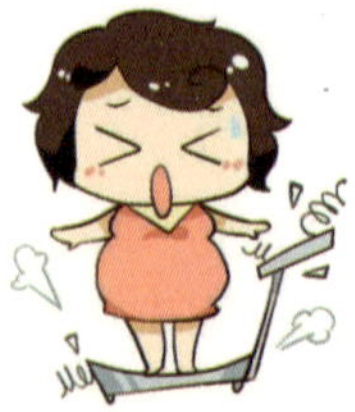

对于糖耐量异常（IGT）、空腹血糖受损（IFG）或糖化血红蛋白在5.7%～6.4%之间的超重糖尿病患者，孕前应通过饮食和运动，建立健康的生活方式，减轻体重的7%，使BMI＜25千克/米^2。

8 有糖尿病病史者孕前需要减压和心理调适吗?

需要。应激会增加体内胰岛素拮抗激素的产生，从而引起血糖升高。如果糖尿病妇女处在很多应激的重压之下，糖尿病护理将很难进行。长期应激还会导致抑郁。糖尿病妇女情绪状态的变化较普通人更明显，要安排好工作和生活，减少来自单位和家庭的压力，让家庭参与妊娠合并糖尿病的科学管理，获得家庭的支持和配合，让治疗和监护更容易；要学会自我心理调整和减压，从容应对妊娠所造成的种种生理上的不适，以及妊娠合并糖尿病需增加监护和治疗所带来的痛楚，必要时看心理科医生，进行心理辅导。

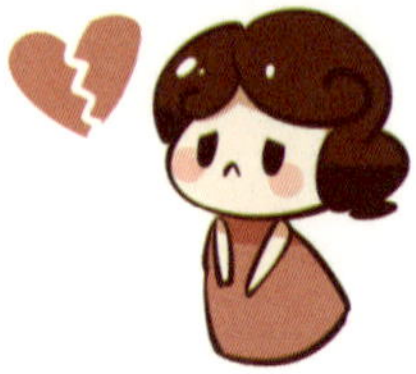

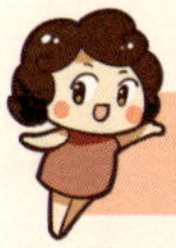

9 曾经患过妊娠期糖尿病，这次怀孕还会患吗？

不一定。但再次妊娠时复发率高达33%～69%，并且有17%～63%的患者将来会发展为2型糖尿病。但若通过持之以恒的健康生活方式（饮食和运动）的指导，可降低发生率，改善母婴预后。很多糖妈妈经过自己的努力，在家庭和社会的支持下，产后成功“甩糖”。据广医三院数据统计，糖妈妈再次妊娠，妊娠期糖尿病的罹患率仅为26.8%。国内开展妊娠期糖尿病一日门诊的医院的统计数据与广医三院的数据类似或略高。

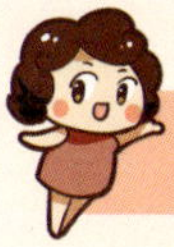

10 之前有巨大儿分娩史，与妊娠期糖尿病是否一定有关？

相关性较大。根据我国产科学定义：新生儿的出生体重达到或超过4000克时称为巨大儿，巨大儿在产科是一种比较常见的胎儿并发症，已经成为难产高危因素。糖妈妈若血糖控制不良，巨大儿发生率高达25%～42%。孕妇患有妊娠期糖尿病时，过多的血糖可通过胎盘进入胎儿体内，但胰岛素不能通过胎盘血液屏障。当胎儿的血糖长期处在过高水平时，会激活自身的小胰腺来分泌胰岛素，将这些糖转化为多余的脂肪和蛋白质，导致胎儿体重增长得比正常体重孕妇所孕育的胎儿快，到足月分娩时就长成了巨大儿。所以，有巨大儿分娩史者，糖尿病的筛查和治疗一定要及早和规范。

11　患有甲状腺功能亢进症（甲亢）的患者，怀孕了会不会患妊娠期糖尿病？

会的。因为生理水平的甲状腺激素在糖代谢中既有升血糖作用，也有降血糖作用，但升血糖作用较降血糖作用略强。甲状腺激素可促进小肠葡萄糖和乳糖的吸收，促进糖异生及肝糖原的合成与分解，加速葡萄糖的氧化和利用，与其他激素一起维持血糖稳定。而甲亢患者体内甲状腺激素合成分泌增多，致使葡萄糖代谢异常，升血糖作用加强，出现继发性血糖增高，患者表现为糖耐量减低或轻型糖尿病。甲亢孕妇应进行常规血糖监测，必要时进行糖耐量试验，以免出现妊娠期糖尿病漏诊或误诊。

12　孕前无糖尿病，孕期如何降低妊娠期糖尿病风险？

怀孕期间注重建立良好的生活方式，摄入均衡的营养物质，适当增加新鲜水果、蔬菜、牛奶等的摄入量，避免高脂肪、高热量食物的大量摄入，并且能进行适当的孕期运动，避免孕期体重过度增加。若孕前和孕期能够控制体重在恰当的增长范围，可降低妊娠期糖尿病发生风险。简言之：“管住嘴，迈开腿。”

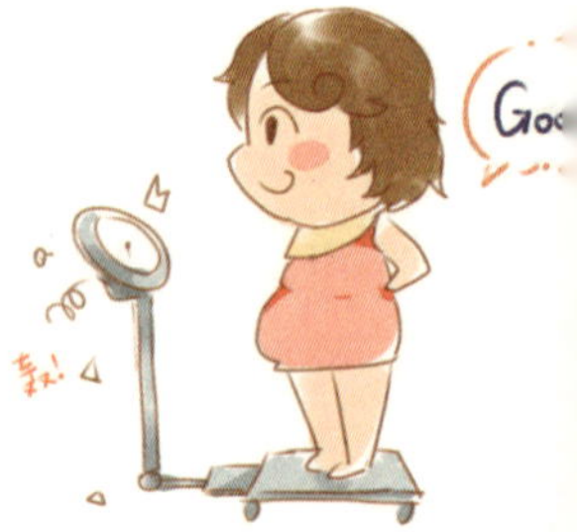

13　丈夫有糖尿病，妻子怀孕了会不会患妊娠期糖尿病？

糖尿病是可以在夫妻间“传染”的，不过传播的媒介不是空气、细菌等，而是生活方式。配偶间相同的生活方式，可导致与生活方式极度相关的糖尿病高发。这是另一种意义的“传染”——夫妻因相同的不良生活方式（营养过剩或运动不足）而患同一种病，而且后代也可能患糖尿病。

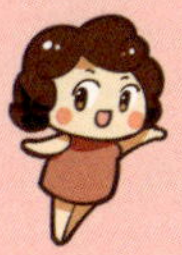

糖妈妈的孕期保健

扫一扫

听本章内容

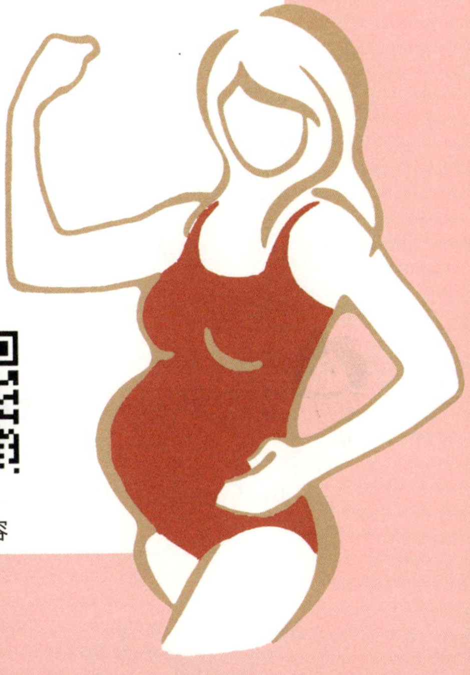

1 糖妈妈孕期的产检如何安排?

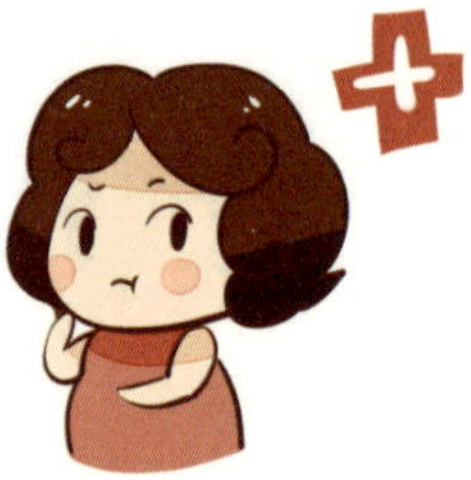

糖妈妈在36周前每1～2周产检一次，36周后每周产检一次。若出现其他异常，按医嘱进行产检。

2 糖妈妈产检与普通孕妇有哪些不同?

血糖控制达标，监测母儿并发症，维护母婴健康。

（1）早期妊娠反应可能会给血糖控制带来困难，应密切监测血糖变化，及时调整胰岛素用量，严防发生低血糖。每周产检一次，直至妊娠第10周。

（2）妊娠中期应每两周检查一次，一般妊娠20周时胰岛素需要量开始增加，35 周达顶峰后胰岛素需求会小幅减少，需及时进行剂量调整。

（3）妊娠18～26周进行胎儿III级超声排畸检查和胎儿心脏超声检查。妊娠28周后每月进行一次胎儿 I 级超声检查。主张单纯饮食和运动控制的糖妈妈，从孕36 周起，每周进行1次胎心监护。需要应用胰岛素或口服降糖药物者，应自孕 32 周起，每周进行 1 次胎心监护；孕 36 周起，胎心监护增加至每周 2 次。怀疑胎儿生长受限或合并妊娠期高血压时，应进行更严密的监测，甚至提前至 28 周开始。

（4）每月测定肾功能及糖化血红蛋白含量，并进行眼底检查。

（5）注意母体血压、水肿、尿蛋白、白带等情况，注意对胎儿发育、胎儿出生缺陷、胎儿成熟度、胎儿胎盘功能等监测，出现入院指征时及时入院。

3 糖妈妈孕期超声胎儿监测内容包括哪些?

（1）孕6～8周超声核实孕周，并判断单、双胎。孕前未控制血糖者有流产、胚胎停育的风险，因孕早期血糖过高会使胎儿发育受限，最终导致胚胎死亡而流产；糖尿病合并妊娠流产的发生率为15%～30%。

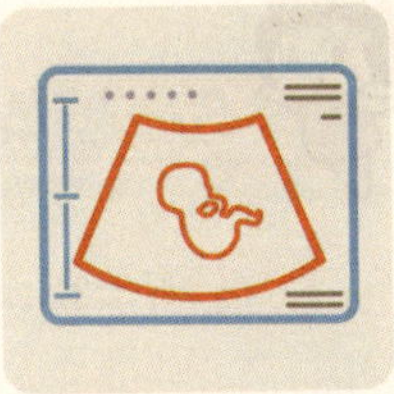

（2）妊娠中期应用超声对胎儿进行产前胎儿出生缺陷筛查。妊娠早期血糖未得到控制的孕妇，孕11～14周应进行胎儿NT检查，尤其要注意应用超声检查胎儿中枢神经系统和心脏的发育，有条件者推荐22～26周行胎儿超声心动图检查。

（3）孕晚期（28～34周）再次超声检查胎儿器官结构情况。

（4）妊娠晚期（28周后）应每4～6周进行1次超声检查，监测胎儿发育，尤其注意监测胎儿腹围和羊水量的变化等，注意胎儿宫内生长受限和巨大儿的可能。若血糖控制不良，巨大儿的发生率达25%～42%。超声检测胎儿体重小于同孕周的第5百分位数，则考虑胎儿宫内生长受限可能；超声检测胎儿体重大于同孕周的第95百分位数，则考虑巨大儿可能。

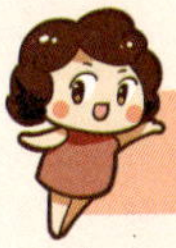

4　糖妈妈如何做好早产防治？

视频：糖妈妈早产防治

糖妈妈早产率明显高于非糖尿病孕妇，发生率为9.5%～25%。

（1）控糖理想可预防早产。

（2）妊娠合并糖尿病伴宫颈机能不全者，建议孕12～14周行预防性宫颈环扎术。

（3）特别注意预防细菌性阴道病导致的胎膜早破和早产。

（4）妊娠期血糖控制不满意，医学指征需要提前终止妊娠者，应在计划终止妊娠前48小时促胎儿肺成熟，有条件者行羊膜腔穿刺术抽取羊水了解胎儿肺成熟度，同时羊膜腔内注射地塞米松10毫克，或采取肌内注射方式，但抑制宫缩的药物（如安宝）及促胎儿肺成熟药物（如地塞米松）均可升高血糖，使用时注意血糖监测和调整降糖药物剂量。但目前专家认为，即便是羊水穿刺也不能排除新生儿呼吸窘迫综合征的发生，故不再推荐进行胎儿肺成熟度检测。

5 糖妈妈如何保证睡眠时间及质量？

人体的生物钟需要通过睡眠来调节，胰岛素的自然分泌有昼夜节律性，睡眠不规律或睡眠时间不足，都会造成其血糖的波动，高血糖和低血糖极易发生，产后抑郁也易发生。睡眠时间有个体差异，以消除疲劳、使身体舒适为度，应养成良好的作息习惯。平均睡眠时间为每晚7～8小时。除每晚的睡眠外，糖妈妈还应该在白天有30～60分钟的休息时间。但同时也要注意，每天的睡眠时间过长会让体重增加过多，血糖也难以控制；若睡眠不足，身体抵抗力差，容易罹患各种生理和心理疾病。

提高睡眠质量有如下方法。

（1）洗个热水澡或者用热水洗脚，水温控制在35～38℃为宜。

（2）睡前喝牛奶有利于安眠。

（3）睡觉要保持身体清爽，内衣、内裤要选择棉织品，睡衣要宽松、舒服。

（4）保持卧室通风，使用空调的时间不要太久，可适当吹吹电风扇，孕妇感觉清凉舒适有利于胎儿的发育；卧室最好采取一些隔音和遮光的措施，以避免噪音和强光影响睡眠。

（5）尿频严重会影响睡眠质量，所以临睡前不要喝过多的水或汤。

（6）夜间少看喜剧和惊悚片，夫妻和睦相处，睡前不要胡思乱想。

（7）有心理和工作的压力应及时找心理科医师排解和干预，减轻孕期焦虑抑郁的情绪。

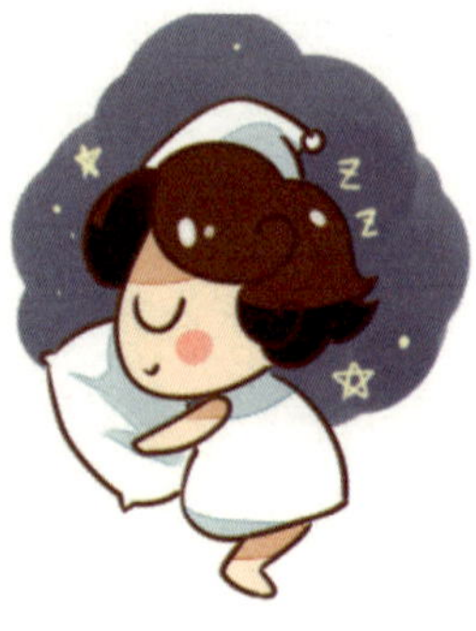

6　糖妈妈不同孕期如何选择睡姿？

视频：糖妈妈睡姿选择

（1）妊娠早期（1～3个月）可随意采取舒适的体位，仰卧位、侧卧位均可。不必过分强调睡眠姿势，但应改变以往的不良睡姿，如趴着睡觉，或搂抱一些东西睡觉等。

（2）妊娠中期（4～7个月）采取侧卧或半侧卧位。这段时间要注意保护腹部，避免外力的直接作用。如果孕妇羊水过多或双胎妊娠，就要采取侧卧位睡姿，这样会感觉舒服些，其他睡姿会产生压迫感。如果孕妇感觉下肢沉重，可采取半仰卧位，下肢用松软的枕头稍抬高。如果孕妇无特殊不适，可以随意选择睡姿。

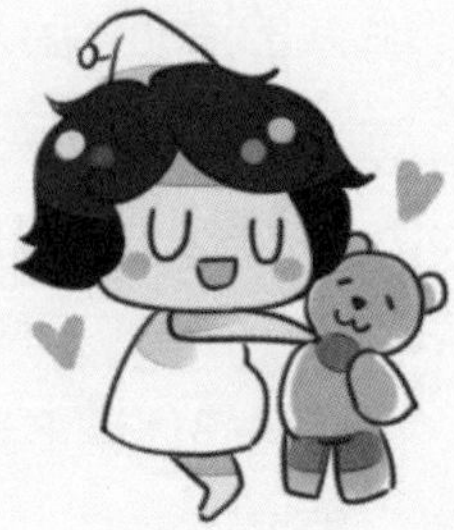

（3）妊娠晚期（8～10个月）采取左侧卧位。

糖妈妈需要对睡前注射胰岛素侧肢体稍加注意，大剂量注射后因睡姿的加压，有可能影响药物吸收。

7　不同睡姿对糖妈妈和胎儿有哪些影响？

（1）左侧卧位。可纠正增大子宫的向右旋转，能减轻子宫对下腔静脉的压迫，改善血液循环，增加对胎儿的供血量，有利于胎儿的生长发育。

（2）右侧卧位。因为下腔静脉的位置正好处于腹腔脊椎的右侧，膨大的子宫会压迫下腔静脉，而且子宫还会不同程度地向右旋转，使血管受到牵拉，从而影响胎儿的正常血液供应。

（3）仰卧位。有研究指出：①妊娠期妇女在坐位及仰卧位时的上呼吸道口径如口咽结合部、咽部均明显狭窄于非孕及产后妇女，易出现呼吸不畅和缺氧；②仰卧位时尿量增加，夜尿增多，可使妊娠期妇女夜间睡眠间断次数增多，导致睡眠时间减少及睡眠质量下降；③妊娠晚期仰卧，易患孕期仰卧位综合征。仰卧时因巨大的子宫压迫下腔静脉，会使回心血量及心输出量减少而出现低血压，孕妇会感觉头晕、眼前发黑、心慌、恶心、憋气，且有面色苍白、脉搏增快而细弱、四肢无力、出冷汗等症状，即为孕期仰卧位综合征。糖妈妈本身糖代谢异常，偶尔会出现低血糖，若再发生孕期仰卧综合征，母胎危害就更明显了。

8 什么是胎动？

胎动是孕妇感知宝宝存在的重要方式，是指胎儿在孕妇子宫腔内自主性活动撞击子宫壁，从而引起准妈妈腹壁的变化。怀孕满18～20周开始，母体可明显感到胎儿的活动，胎儿在子宫内伸手、踢腿、冲击子宫壁，这就是胎动。

孕妇一般在孕18～20周开始感觉到胎动，孕24～28周较明显，到了孕30～32周，胎动开始越来越显著和有规律，可以计量出每天胎动次数。孕36周后，由于子宫空间相对小，胎头入盆等因素，胎动次数较之前减少20%～30%。

糖妈妈体型多数与2型糖尿病患者类似，肥胖者居多，一般感受胎动孕周稍晚，力度稍小。

9 胎动有规律吗？

有规律，而每个胎儿又略有不同。胎儿一般早晨活动最少，中午以后逐渐增加，傍晚6时至晚上10时活跃。在一天之中，胎动有两个活跃高峰，一次是在晚上7—9时，一次是在晚上11时到第二天凌晨1时。糖妈妈的胎动规律与普通孕妇一致。

以下时间胎动会较平常频繁。

（1）吃饭后。饭后糖妈妈体内血糖水平升高，胎儿有了能量供给，胎动会变得频繁。

（2）洗澡时。糖妈妈洗澡时身心放松，这种情绪会传染给宝宝，胎动会比较活跃。

（3）听音乐时。优美的音乐让糖妈妈和宝宝心情愉悦，胎动也会变得频繁。

（4）晚上睡觉前。宝宝在睡前动作较多，此时糖妈妈可感觉到较多胎动。

（5）与胎儿互动的时候。无论是爸爸还是妈妈在和宝宝交流时会有胎动回应。

（6）糖妈妈在饥饿低血糖时，也会感觉宝宝躁动不安。

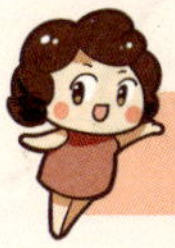

10　糖妈妈如何进行胎动计数?

胎动是宝宝的健康报告，通过胎动，可以一定程度上反映出宝宝健康与否。据广医三院的统计发现，糖妈妈死胎发生率高达8.5‰。糖宝宝出现胎儿宫内缺氧风险极高，所以特别强调糖妈妈在孕28周后需每天数胎动次数。一般建议糖妈妈可任意体位、任意姿势、任意地点进行胎动计数，最好是在固定时间进行，便于进行比较和观察胎动规律，建议每天3次，每次1小时自数胎动。以便早期发现胎儿宫内是否缺氧。

若出现以下情况，应考虑胎动异常：

（1）胎动＜3次／小时，12小时胎动＜20次。

（2）每天胎动次数大于每周胎动平均数的50%，或少于平均数的30%，均为异常胎动。

（3）如果胎动频繁或无间歇地躁动也可能是胎儿宫内缺氧的表现。另外，可以通过胎心监护来客观记录胎动次数及其与胎儿心率的关系。若20分钟内有2次以上胎动并伴有胎心的加速，则为正常。

因胎动是一种主观感觉，会受孕妇的诸多因素影响，如孕妇的敏感程度、羊水量、腹壁厚度、药物，以及孕妇是否认真对待等，个体差异较大。如果发现胎动异常增多或无胎动超过1小时，应立即做远程胎心监护或到医院做胎心监测及超声胎儿生物物理评分。

11　糖妈妈适合远程胎监吗？

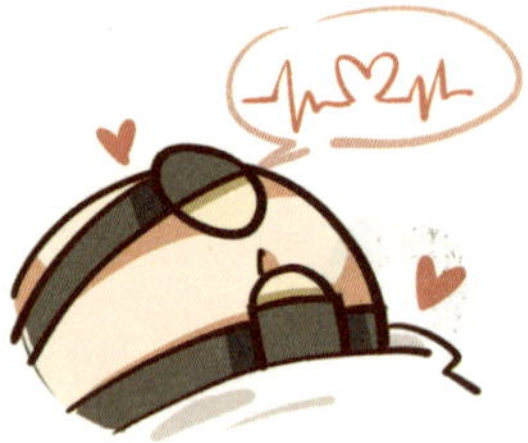

适合。胎心监测的目的是根据胎儿运动后胎心率的加快或子宫收缩后胎儿心率的一系列变化，来确定胎儿是否存在子宫内缺氧。胎心监测也是判断胎盘储备功能的好方法。糖妈妈在家里发现任何胎动异常，可马上进行远程胎心监护，医护人员可实时判断胎儿是否存在宫内缺氧，并及时进行恰当的医疗监护和治疗，避免意外发生。

12　糖妈妈如何合理控制体重？

建议计划妊娠的妇女孕前应控制体重，将BMI控制在18.5～25千克 / 米^2。对于单、双胎的糖妈妈，孕期体重增长建议如下表所示。

孕前BMI/（千克 · 米$^{-2}$）	单胎总体重增加		双胎总体重增加	
	区间/千克	孕中晚期每周增重/千克	区间/千克	孕中晚期每周增重/千克
低体重（BMI<18.5）	12.5～18	0.51	19～27	0.8
正常体重（18.5≤BMI<24.9）	11.5～16	0.42	17～25	0.7
超重（25≤BMI<29.9）	7～11.5	0.28	14～23	0.6
肥胖（BMI≥30）	5～9	0.22	11.5～19	0.5

13　糖妈妈如何预防细菌性阴道病？

培养良好的卫生习惯，饮食卫生，居家通风，衣着舒适，穿着棉质内衣裤，勤洗澡和更衣，内衣裤要分开清洗并日光曝晒；避免工作过累和舟车劳顿，尽量避免感冒、腹泻、阴道炎和尿道炎的发生。另外，控制血糖达标更是预防细菌性阴道病的主要手段。一旦出现感染征兆，应及时就医。

14　糖妈妈孕期保健有何秘诀？

（1）生活要规律。

（2）学会自我监测血糖。

（3）吃饭不要随心所欲。

（4）多渠道“六驾马车”管理糖尿病。

（5）规范用药。

（6）有问题请教专业医生。

（7）过慢生活。

（8）安全高于一切。

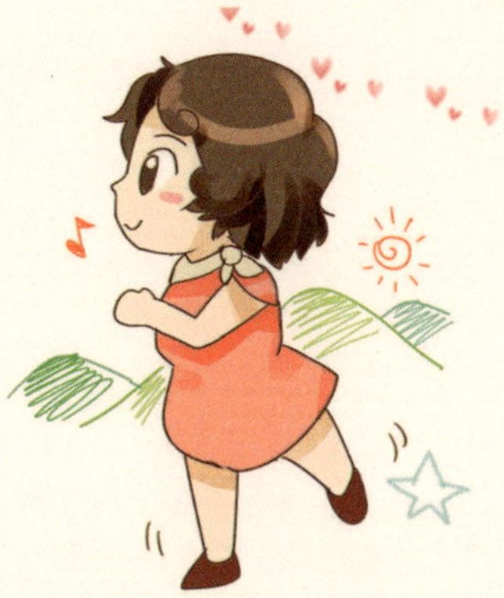

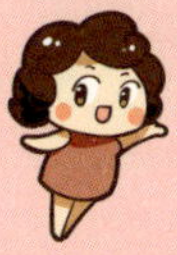

糖妈妈的分娩期监护

1 糖妈妈何时入院终止妊娠孕周？如何确定分娩时机？

2 糖妈妈如何选择分娩方式？

3 糖妈妈分娩期用药及监护需特别注意什么？

4 糖妈妈分娩期监测血糖的频率及控糖标准是什么？

5 糖妈妈产后血糖的控糖目标是什么？

6 糖妈妈剖宫产术后24小时内胰岛素的使用原则是什么？

7 糖妈妈分娩期需准备哪些生活用品？

扫一扫
听本章内容

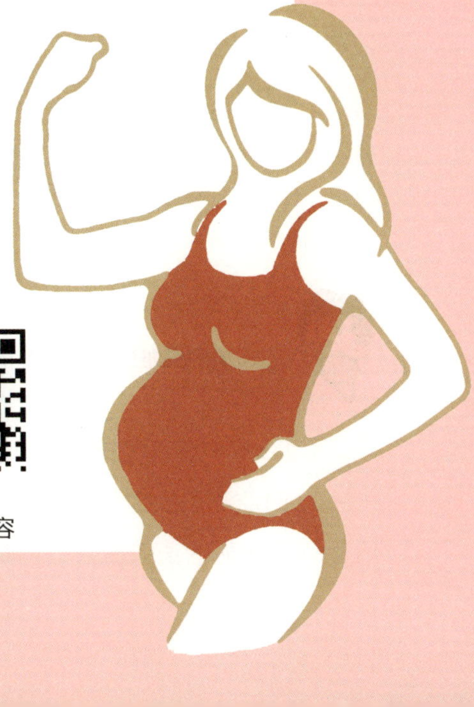

1 糖妈妈何时入院终止妊娠孕周？如何确定分娩时机？

（1）妊娠期糖尿病A1级：39～40周入院，41周前终止妊娠。

（2）妊娠期糖尿病A2级或B级：38周后入院，39～40周时终止妊娠。

（3）若有妊娠期糖尿病，即便住院也不能良好地控制血糖：可考虑在38～39周终止妊娠。

（4）孕前糖尿病，血糖控制满意且无其他合并症：38周入院，38～40周时终止妊娠。

（5）孕前糖尿病伴微血管病变、有死胎死产史，合并有其他并发症、胎儿窘迫等：34～39周入院，促胎儿肺成熟或确认胎儿成熟后提前终止妊娠。

2 糖妈妈如何选择分娩方式？

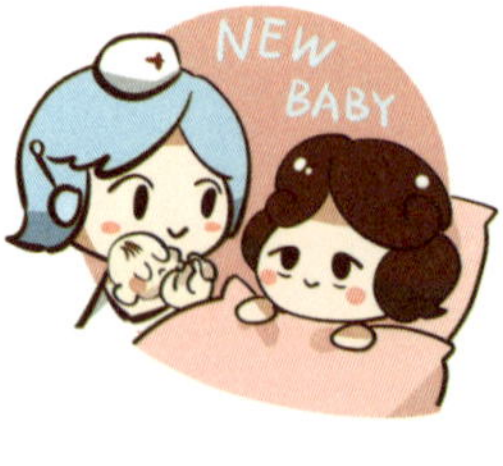

（1）糖尿病本身并非剖宫产指征，血糖控制满意可等待自然临产。必要时可以催引产，避免产程过长，注意监测血糖。

（2）选择性剖宫产手术指征：择期剖宫产的手术指征为糖尿病伴严重微血管病变，或其他产科指征。妊娠期血糖控制不好、胎儿偏大（尤其估计胎儿体重超过4250克者）或既往有死胎、死产史者，应适当放宽剖宫产指征。

3 糖妈妈分娩期用药及监护需特别注意什么？

（1）临产后准备阴道分娩的糖妈妈应严密监测血糖，每2～3小时监测一次血糖，不停用睡前中效或长效胰岛素，停用所有餐前注射的速效或短效胰岛素。依据产妇进食情况和血糖

视频：糖妈妈分娩期的应对

水平，必要时静脉使用胰岛素。

（2）择期剖宫产者，手术前一天不停用睡前中效或长效胰岛素，手术当日停用所有胰岛素，并每1～2小时监测一次血糖，禁食期间需静脉补充100～150克葡萄糖。根据血糖水平，安排必要时静脉使用胰岛素。

（3）使用胰岛素泵的糖妈妈，临产后或手术前暂时停泵（不拔出）。严密监测血糖，必要时静脉使用胰岛素。

（4）使用瞬感血糖仪者，可以在产房或手术室由医护使用，密切动态观察血糖情况。

4 糖妈妈分娩期监测血糖的频率及控糖标准是什么？

（1）顺产糖妈妈：临产后潜伏期每2～3小时监测一次血糖，活跃期至胎儿胎盘娩出前每小时监测一次，目标血糖值为4～10mmol/L较理想。

（2）围手术期糖妈妈：血糖值控制在6.0～10mmol/L，且尽量安排在第一台手术，避免长时间的空腹。每0.5小时～1小时监测一次血糖。

5 糖妈妈产后血糖的控糖目标是什么？

（1）糖妈妈产后48小时内，若未建立正常哺乳和正常糖尿病饮食，血糖值控制范围为6.0～10mmol/L。

（2）产后2～3天正常进食后、产褥期及哺乳期，控糖目标为空腹及餐前血糖值3.9～7.0mmol/L，餐后2小时血糖值4.4～7.8mmol/L，糖化血红蛋白为6%～8%。对产后仍需要使用胰岛素且哺乳的糖妈妈，控糖目标可以稍高一点，不超过10mmol/L即可，避免低血糖的发生。

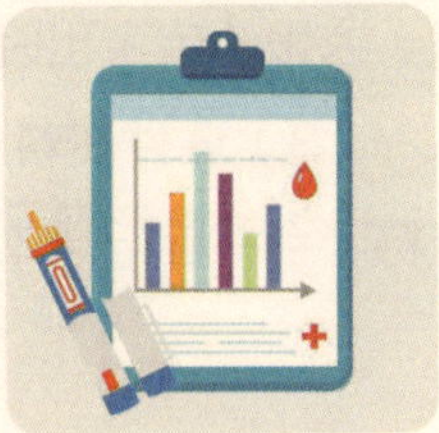

6 糖妈妈剖宫产术后24小时内胰岛素的使用原则是什么？

（1）术后输液管接三通头，一管给予10%葡萄糖500毫升以125毫升／小时速度静滴，另一管生理盐水50毫升＋胰岛素50毫升静脉泵配好备用，预备泵入为1～2毫升／小时，葡萄糖与胰岛素的比例为6～8克：1U。输液过程中动态监测血糖水平，根据血糖水平及时调整胰岛素用量，避免低血糖出现。手术24小时内血糖控制目标为6～10 mmol/L。

（2）术后12小时内补充葡萄糖100克，即给予10%葡萄糖溶液500毫升共2瓶补充能量，术后6～12小时进食流质，24小时内口服淀粉类+静脉补充葡萄糖，碳水化合物总量为150～200克。

7 糖妈妈分娩期需准备哪些生活用品？

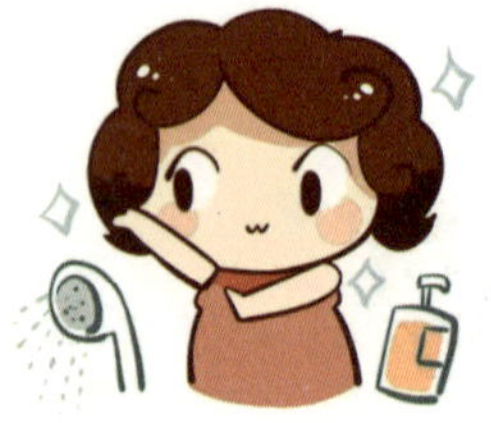

（1）妈妈：生活用品，如手机、带吸管的保温杯（或保温杯+吸管）、产褥垫、产妇卫生巾、产妇内裤、乳头保护罩、哺乳内衣、防溢乳垫、吸奶器（非必须）、哺乳枕（非必须）；自我血糖监测物品；预防低血糖发生的食物，如苏打饼干、糖果、全麦方包和橙汁，备加餐和宵夜的食物，如麦片、坚果和水果等。

（2）宝宝：婴儿纸尿片、洗漱用品、便盆、婴儿湿巾、护臀霜、婴儿沐浴露、衣服（宝宝出院时准备）。

（3）证件资料：身份证（原件+复印件）、准生证（原件+复印件）、产检资料、合并症记录本（如糖尿病日记本、高血压日记本）。

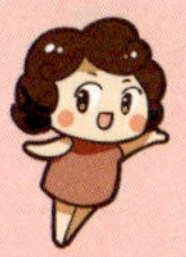

糖妈妈的产后康复保健

1 糖妈妈产后如何规范随访?
2 糖妈妈产后怎样判断是否真患了糖尿病?
3 糖妈妈在妊娠期使用了胰岛素，产后还需要使用胰岛素吗?
4 糖妈妈产后饮食要怎样调整?
5 糖妈妈产后 42 天需要做盆底功能操吗?
6 糖妈妈产后运动的注意事项有哪些?
7 糖妈妈怎么做产后康复操?
8 糖妈妈产后何时开始运动?
9 产后1周内，适合糖妈妈的运动项目有哪些?
10 糖妈妈产后运动有什么原则?
11 糖妈妈产后盆底肌肉锻炼的适应证有哪些?
12 糖妈妈产后盆底肌肉锻炼的禁忌证有哪些?
13 糖妈妈产后盆底肌肉锻炼的主要目标是什么?
14 糖妈妈产后如何瘦身? 多久恢复孕前体重较理想?
15 糖妈妈产后瘦身秘诀有哪些?
16 糖妈妈产后患乳腺炎怎么办?
17 糖妈妈产后阵痛怎么办?
18 糖妈妈产后发热怎么办?
19 糖妈妈产后便秘和痔疮怎么办?
20 糖妈妈产后月经未复潮也需要避孕吗?
21 糖妈妈产后乳汁少有妙招吗?
22 糖妈妈如何预防产后发生下肢栓塞性疾病?
23 有妊娠期糖尿病病史的妇女转化为2型糖尿病的风险大吗? 如何预防?
24 糖妈妈可以喂奶吗?
25 糖妈妈上班后怎样保持母乳喂养?
26 糖妈妈初乳比较少，宝宝是否吃得饱?
27 糖妈妈乳房不胀是否没有母乳了?
28 糖妈妈产后怎样健康坐月子?
29 糖妈妈如何预防产后贫血?
30 糖妈妈如何科学计划二胎?
31 糖妈妈生的糖宝宝怎样护理?

扫一扫
听本章内容

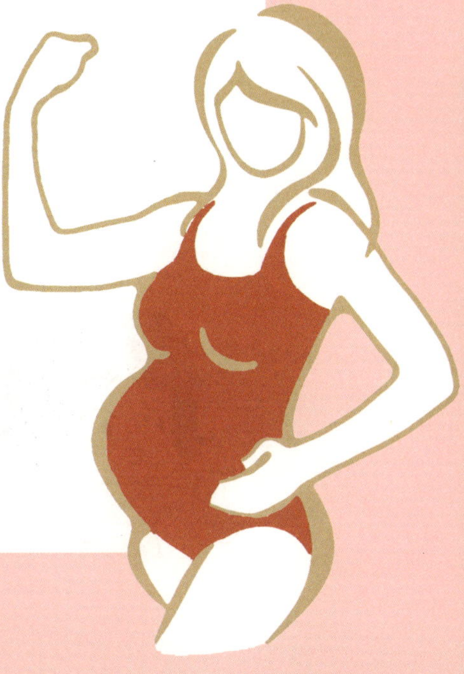

1 糖妈妈产后如何规范随访？

妊娠期糖尿病

↓

产后6～12周检测空腹血糖或75克口服葡萄糖耐量试验

↓

空腹血糖值≥7.0mmol/L，或服糖后2小时血糖值≥11.1mmol/L	空腹血糖值6.1～7.0mmol/L，或服糖后2小时血糖值7.8～11.0mmol/L	空腹血糖值<6.1mmol/L，且服糖后2小时血糖值<7.8mmol/L
↓	↓	↓
糖尿病	空腹血糖受损和/或糖耐量受损	正常
↓	↓	↓
转内分泌科规范管理	需要进一步管理，必要时减重、运动，如果同时合并空腹血糖受损和/或糖耐量受损，需要给予二甲双胍、医学营养治疗；每年评估血糖水平	每1～3年评估血糖水平，必要时减重、运动

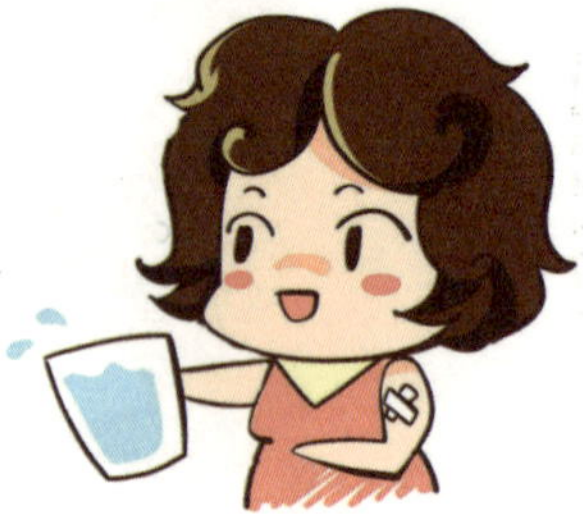

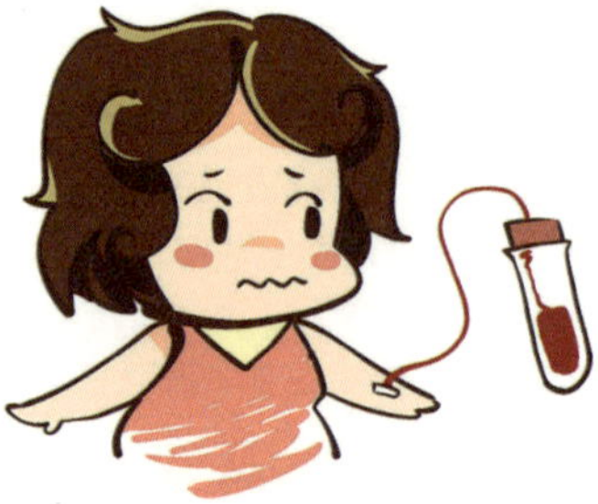

2　糖妈妈产后怎样判断是否真患了糖尿病？

一般产后4～12周进行口服葡萄糖耐量试验筛查，产后糖尿病诊断标准（2022年美国糖尿病指南）如下：

分类	空腹血糖/（mmol·L^{-1}）	糖负荷后2小时血糖/（mmol·L^{-1}）
正常血糖	<6.1	<7.8
空腹血糖受损	6.1～7.0	<7.8
糖耐量减低	<7.0	7.8～11.1
糖尿病	≥7.0	≥11.1

3　糖妈妈在妊娠期使用了胰岛素，产后还需要使用胰岛素吗？

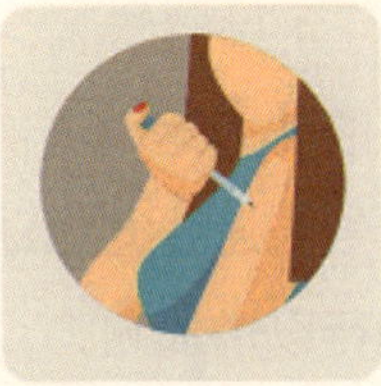

剖宫产术后禁食或未能恢复正常饮食期间，受应激因素以及术后补液因素等影响，监测血糖水平及酮体后，根据监测结果决定是否应用并调整胰岛素用量。

一旦恢复正常饮食，应及时行血糖监测，血糖水平显著异常者，应用胰岛素皮下注射，根据血糖水平调整剂量，所需胰岛素的剂量一般较妊娠期明显减少，仅需孕期用量的1/3～1/2。

4　糖妈妈产后饮食要怎样调整？

生产过后，若糖妈妈需要给宝宝喂奶，则在坚持孕期糖尿病饮食的基础上增加汤水，如果想彻底甩糖，姜醋、猪脚、煮鸡酒都不建议食用。可以在生产后的前12天先喝排恶露的汤水，乳腺通后再喝下奶的汤水，生产12天后可进行温补，一天2次汤水，一次1～1.5碗（含渣）。

排恶露的汤水：海马瘦肉汤、益母草瘦肉汤、木耳瘦肉汤、木耳鱼汤等。

下奶的汤水：各种鱼汤、章鱼汤、无花果鳄鱼肉干汤、花胶响螺片炖鸡（治疗乳汁稀少，滋阴补肾）。

5　糖妈妈产后 42 天需要做盆底功能操吗？

需要。对产后 42 天的糖妈妈常规进行盆底肌肉训练，可大大减少盆腔器官脱垂以及尿失禁等盆底功能障碍性疾病的发生。同时，唤醒盆底的神经及肌肉，使阴道更好地恢复到紧缩状态，从而提高性生活的质量。

6　糖妈妈产后运动的注意事项有哪些？

①排空膀胱；②选择在硬板床、榻榻米或瑜伽垫上做运动；③穿宽松或弹性好的棉质运动衣裤；④避免于空腹、饭前饭后1小时内做运动；⑤注意运动场所空气流通；⑥运动后若出汗，需适当补充水分；⑦所有运动请配合深呼吸，缓慢进行以增加耐力；⑧每天早晚各做15分钟，至少持续3个月，次数由少渐多，勿勉强或过度劳累。⑨若有恶露增多或疼痛增加，需暂停运动，等恢复正常后再开始。注意运动时低血糖的预防，备好加餐食品（饼干、糖果、含糖饮料）再锻炼。

7　糖妈妈怎么做产后康复操？

糖妈妈怀孕期间，身体发生很多变化，包括激素分泌的改变，使关节、韧带、会阴肌肉和腹部肌肉松弛。因此产后糖妈妈们需要调理及适当运动，身体才能恢复。产后运动可于顺产后即日或于手术后第4天开始。以下介绍一套“糖妈妈产后康复操”给大家。

（1）头颈运动：屈膝仰卧，将枕头放置在后脑勺下端与颈部连接的位置，试着以下巴靠近锁骨，以此处为出发点，头转向右肩2拍，向后向下2拍，向左2拍，回到出发点停留2拍，重复4个8拍后接着做反方向画圈练习。

（2）肩手运动：屈膝仰卧，双臂向上举起，停留4拍，向上高举过头，停留4拍，重复4个8拍，最后4拍时双臂回到体侧，然后手臂向两侧打开，停留4拍，收回，停留4拍，重复4个8拍。

（3）呼吸运动：屈膝仰卧，先做胸式呼吸，双手掌分别压在肩胛骨下方，鼻吸气，带动胸廓横向扩张，心里默念4拍，嘴呼气，带动肩胛向床面下压手掌，重复4个8拍。做腹式呼吸，双手重叠放肚脐上，鼻吸气，腹部向外鼓起，保持4拍，嘴呼气，腹部向下向内收紧4拍，重复4个8拍。

（4）骨盆运动：屈膝仰卧，双手放于身体两侧，吸气，骨盆前倾，让腰后侧与床面保持自然腰曲空间，一边运动一边默数4拍，呼气，耻骨上提，带动骨盆抬起，臀部离开床面，腰背保持贴合床面，一边运动一边默数4拍，重复8个8拍。

（5）脚踝运动：仰卧，双脚一只绷起，一只回勾，交替练习，一次交替为2拍，做2个8拍。双脚同绷脚背，同时勾脚，交替练习，一次交替为2拍，做2个8拍。双脚向两侧打开，双脚脚尖分别向彼此靠拢，分开，一次交替为2拍，做2个8拍。脚踝向内向外360°做绕圈运动，一次为2拍，做2个8拍。

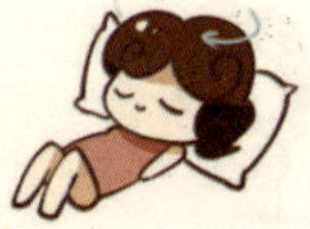
第一式 头颈运动

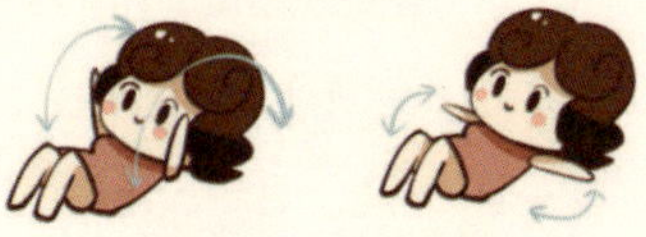
第二式 肩手运动

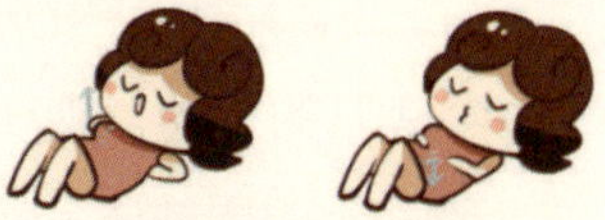
第三式 呼吸运动

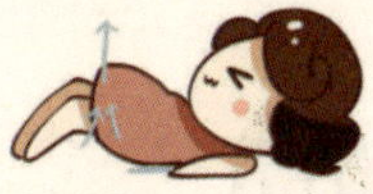
第四式 骨盆运动

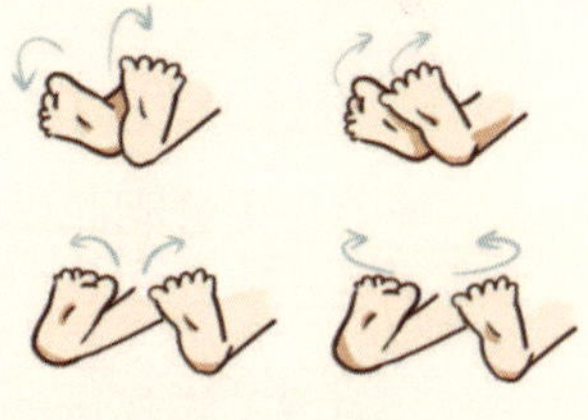
第五式 脚踝运动

扫一扫，观看
“糖妈妈产后康复操”

8 糖妈妈产后何时开始运动？

视频：糖妈妈产后运动

产后运动时间因分娩方式和个人体质而异。

（1）自然分娩、没有产后大出血情况的糖妈妈，在生产后6～12小时可以下床走动，3～5天后可做一些收缩盆底肌的运动，产后两个星期可以做柔软体操或伸展运动。

（2）剖宫产的糖妈妈。在手术后2天可以下床走动，3～5天后可做一些收缩盆底肌的运动。视伤口愈合情况，一般来说，产后1个月可开始做伸展运动，而产后6～8周才适合做锻炼腹肌的运动。

9 产后1周内，适合糖妈妈的运动项目有哪些？

糖妈妈产后身体虚弱，应做一些温和的有氧运动，逐渐恢复。

（1）会阴收缩运动。目的：促进阴道恢复和预防子宫脱垂。时间：自产后第1天开始。

（2）胸部运动。目的：使乳房恢复弹性，预防松弛下垂。时间：自产后第2天开始。

（3）颈部运动。目的：加强腹肌张力，使颈部和背部肌肉得到舒展。时间：产后第4天开始，每天5～10次。

（4）臀部运动。目的：促进臀部和大腿肌肉收缩。时间：自产后第7天开始。

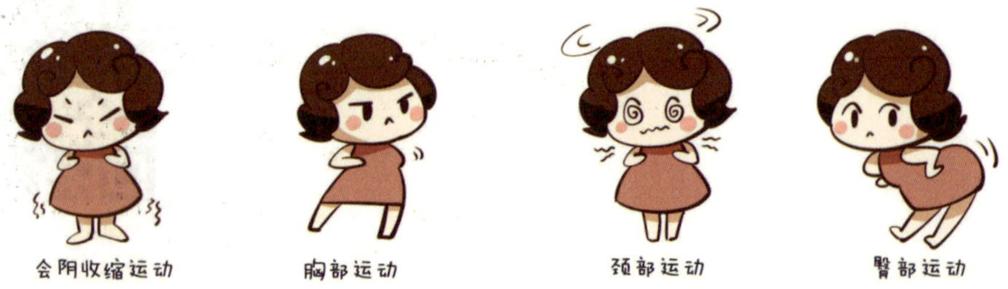

10　糖妈妈产后运动有什么原则？

糖妈妈应注意预防运动低血糖，最好在专业人员的指导下进行产后运动。产后运动要遵循以下几个原则进行。

（1）避免剧烈运动。产后立即进行剧烈运动减肥，很可能影响子宫的康复并引起出血，严重时还会使生产时的手术创面或外阴切口再次遭受损伤。

（2）选择轻、中等强度的有氧运动。有氧运动有极佳的燃脂效果，包括慢跑、快走、游泳、有氧舞蹈等，进行的时间要持续12分钟以上才有效果。

（3）循序渐进，恒心坚持。制订计划，逐步实施，产后健身的信念一旦树立，一方面不能半途而废，另一方面也不要急于求成，要心态平和地面对产后减肥和体型恢复。

11　糖妈妈产后盆底肌肉锻炼的适应证有哪些？

严格来说，所有的中、晚期妊娠及产后妇女均适宜进行盆底肌肉康复训练。对于有下述情况的孕妇更应及早进行盆底肌肉康复：①盆底肌力减弱。如无法对抗阻力、收缩持续时间≥3秒（检测盆底肌力评级≥3级）或阴道收缩压≥$30cmH_2O$者；②产后出现尿失禁或者尿失禁在产后持续存在；③产后出现盆腔脏器脱垂，如POP-Q系统评分Ⅰ期或以上，尤其是伴阴道前后壁膨出；④会阴伤口疤痕疼痛；⑤产后性生活质量下降；⑥产后排便异常；⑦产后尿潴留。以上情况在糖妈妈中高发，因此更需要进行盆底肌肉锻炼。

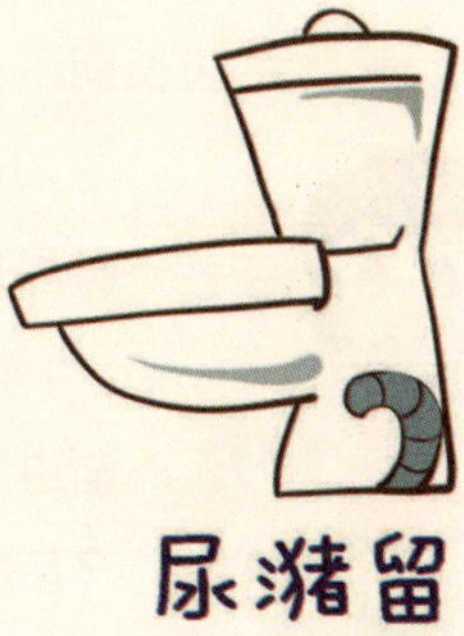

12 糖妈妈产后盆底肌肉锻炼的禁忌证有哪些？

（1）阴道出血（如晚期产后出血，月经期等）。

（2）泌尿生殖系统的急性炎症。

13 糖妈妈产后盆底肌肉锻炼的主要目标是什么？

产后盆底肌肉锻炼的主要目标是提高盆底肌肉收缩能力、预防和治疗盆底功能障碍、改善性生活质量。1940年，阿诺·凯格尔（Arnold Kegel）医生提出了凯格尔训练法以加强盆底肌肉的力量，减少尿失禁的发生。在此基础上辅以生物反馈、盆底肌电刺激等训练，可大大提高盆底康复治疗的效果。

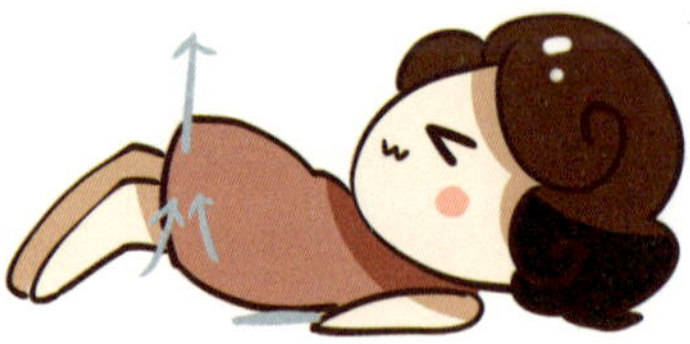

14 糖妈妈产后如何瘦身？多久恢复孕前体重较理想？

产后瘦身减肥一定要遵循自然、健康、可持续进行的原则。要根据自身的情况选择产后减肥的方法，不能盲目节食或运动，应该多方综合考量，运动健身与减重是截然不同的两个概念。饮食与运动的分配为80%与20%的比率才是恰当的。肥胖是因长期不良生活饮食习惯而导致，需要学习自我管理体重和科学饮食的知识，并把运动变成习惯。不主张短期大量运动去减重，这样容易反弹。

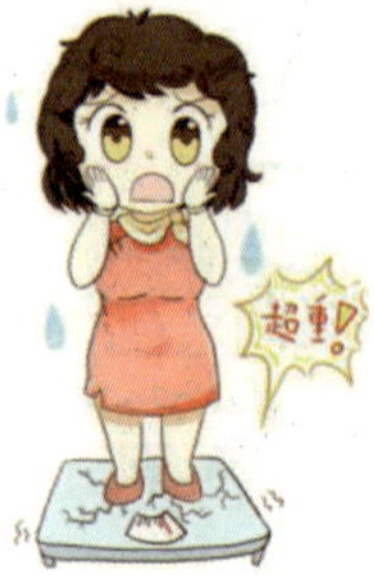

糖妈妈若坚持孕期建立的饮食计划，配合专业的运动指导，渐进加强运动强度，从产后6～8周开始严格执行瘦身计划，一般产后6～12个月就可恢复孕前体重，这是较理想的方案。

15　糖妈妈产后瘦身秘诀有哪些?

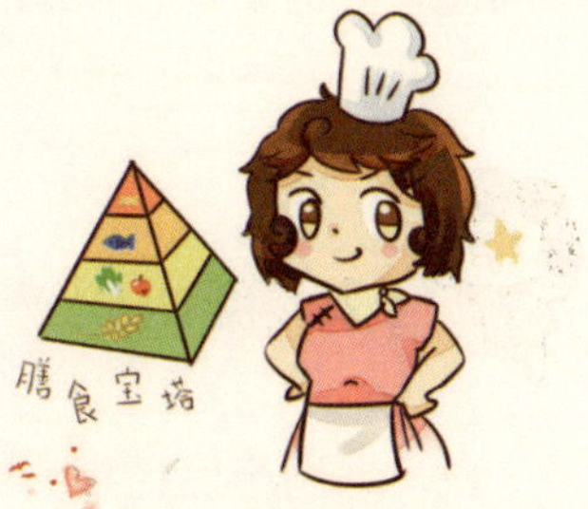

（1）母乳喂养。母乳喂养既能满足宝宝的营养需求，又可以大量消耗自身的热量，利于形体的恢复。一般纯母乳喂养4～6个月比较好，哺乳时间可以延长到1～2年。

（2）科学均衡饮食。每天必须摄入38卡路里/千克（体重）的能量，才能够有足够的乳汁供应给自己的宝宝。同时要按糖尿病饮食管理进行，即碳水化合物占50%、蛋白质占25%、脂肪占25%～30%，以及多吃蔬菜水果。

（3）产后规律持久运动。运动能够加快新陈代谢，减少体内热量蓄积。可带着宝宝去散步，每周4～5次，每次30分钟适宜。也可以通过健身操、瑜伽等比较温和的运动进行减肥。产后半年可以在健身教练和营养师的指导下加强有氧运动。

（4）适当参与社会活动和工作。工作是瘦身的动力之一，参加社区活动，最好是产后妈妈俱乐部，大家一起分享心得，共同进行健康活动及相互监督。

16　糖妈妈产后患乳腺炎怎么办?

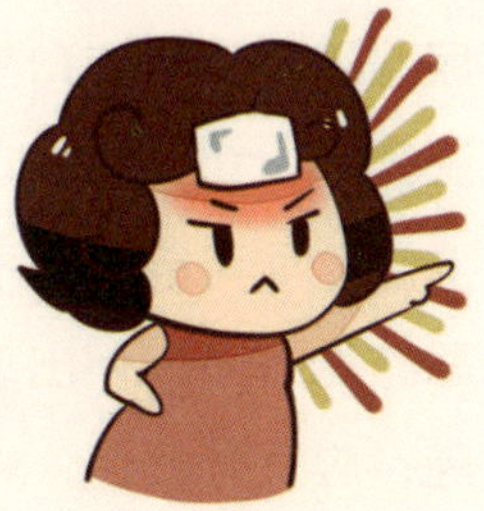

（1）在乳房出现硬结前，对乳房进行按摩或每2～4小时挤出乳汁，保持乳管通畅。

（2）尽量不停止哺乳，佩戴宽松的胸罩，以减轻疼痛和肿胀。

（3）局部外敷，但急性炎症型乳腺炎禁止热敷。可采用硫酸镁溶液纱布冷敷，可以降低皮温，减少皮肤血流量，间接减少乳汁的分泌，起到消肿、缓解疼痛，辅助控制炎症的作用，也可以外敷蒲公英、仙人掌、芦荟、发酵面、土豆、如意金黄散、卷心菜等。

（4）及早使用抗生素，并辅以清热凉血、散结消肿的中药进行治疗。一旦出现高热，乳房硬块有波动感，就可能是化脓性乳腺炎，需要医生及时局部处理。

17　糖妈妈产后阵痛怎么办?

糖妈妈们产后持续一个星期的下腹部规律性疼痛就是所谓的产后阵痛，尤以经产妇明显，是因妊娠而变大的子宫产后要收缩到未孕前的大小所产生的疼痛。当产后进行哺乳时，会感觉到疼痛更加严重。因为哺乳时也会促进大脑分泌缩宫素使子宫节律性收缩加强，导致疼痛更明显。这是一个缓慢的子宫恢复过程，一般4～6周，子宫才能恢复到孕前正常体积。宫缩疼痛持续4～7天后一般自然消失，不必特殊用药。

18　糖妈妈产后发热怎么办?

糖妈妈产后发热可能的病因有生殖系统感染（子宫内膜炎和子宫肌炎）、呼吸系统感染、泌尿系统感染、伤口感染、下肢静脉血栓性疾病、泌乳热、药物热等。产后要注意卫生，保持会阴清洁，尽可能早地下床活动，以促进子宫收缩和恶露的排出。但出现发热情况不能忽视或擅自用药，应及时就诊，对症治疗。

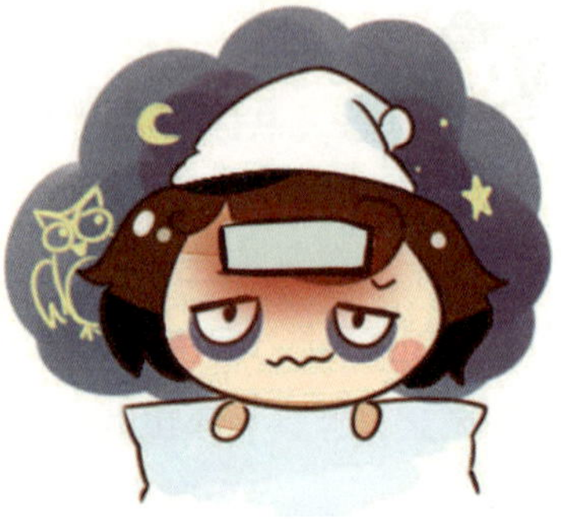

19 糖妈妈产后便秘和痔疮怎么办？

（1）产后仍然坚持按孕期妊娠糖尿病建议的饮食计划，多食用富含纤维素的水果和蔬菜来改善便秘。进食富含乳酸菌的食物，也有利于改善肠道菌群平衡，调节肠道功能，预防便秘。

（2）空腹时，多补充水分，也有利于消除症状。

（3）产后如果躺卧过多会引发便秘，因此产妇应该多起身在房间里走动，或者尝试做一些轻松的产后体操来缓解症状。

（4）如出现轻度便秘，可口服小麦纤维素、乳果糖软化大便而通便，也可使用开塞露辅助排便。若出现严重便秘、痔疮疼痛难忍，应及时到肛肠外科就诊。

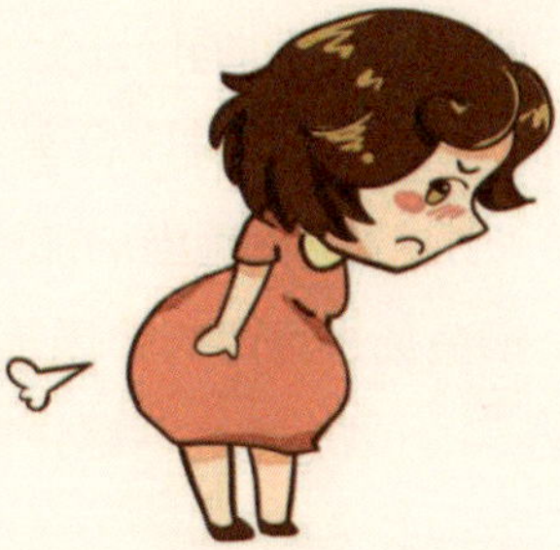

痔疮

20 糖妈妈产后月经未复潮也需要避孕吗？

需要避孕。普遍认为，月经是排卵的标志，但产褥期是特殊和例外的。糖妈妈一般会在产后6周左右恢复排卵。但月经的复潮时间与个人体质、生产方式（顺产还是剖宫产）、是否哺乳以及哺乳时间的长短等因素有关系。其中约2.4%新妈妈在产后6周内月经复潮，61.1%在产后12周内复潮，36.5%在产后24周内复潮。对于不哺乳的妈妈，一般会在产后2个月来月经；纯哺乳的妈妈，月经复潮和排卵均会推迟，有的在产后几个月会来月经，有的甚至要在产后一年才来月经。因为哺乳期间，血液中较高的泌乳素水平可以抑制下丘脑-垂体-卵巢轴的功能，这样分泌的雌孕激素就会减少，形成暂时的闭经。所以产后没来月经并不代表不会排卵，特别是产后哺乳的糖妈妈，在来月经之前已经恢复排卵，产妇一旦产后恢复性生活就应该坚持避孕。千万不要用延长哺乳的办法来避孕，这是不靠谱的。

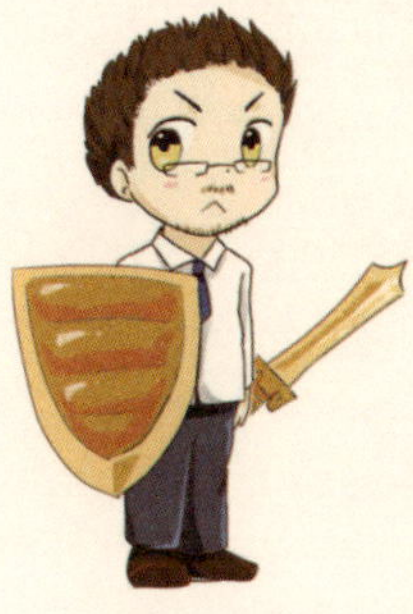

21 糖妈妈产后乳汁少有妙招吗？

视频：糖妈妈产后母乳喂养

（1）让孩子多吸吮乳头，可以刺激乳腺分泌乳汁，每次把握好吸吮时间，多吸多有。

（2）对自己的乳房进行适当的按摩，先热敷后按摩，也能增加乳汁的分泌。

（3）加强饮食营养，坚持3+3饮食方案（即3正餐+3加餐），适当增加汤水摄入，如通草鲫鱼汤、黄花菜鲫鱼汤、豆腐肉片汤等，都可以增加乳汁分泌。

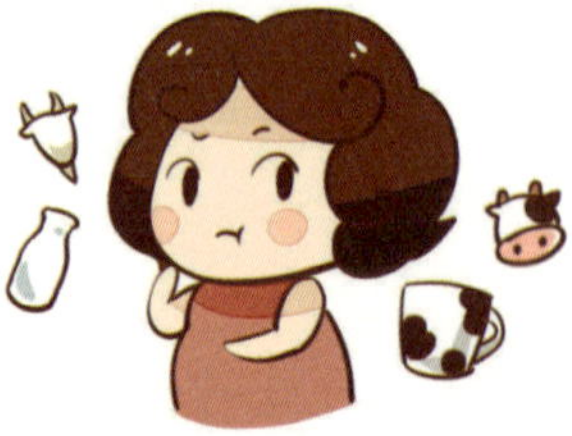

（4）哺乳后尽快加餐，补充足够的能量，可生成并蓄积较多乳汁。

22 糖妈妈如何预防产后发生下肢栓塞性疾病？

产科静脉血栓栓塞症发生率为0.05%～0.20%，约为同年龄非妊娠妇女的4～5倍，妊娠期和产褥期各占50%。产后6周风险增加60～80倍，而产后1周内则增加100倍。糖妈妈产后为静脉血栓栓塞症的高危人群，应警惕下肢栓塞性疾病的发生。预防方法如下：

（1）避免久躺，穿弹力袜。特别是剖宫产的糖妈妈，应尽早适当下床活动。

（2）多饮水。饮水可以减轻或降低血液黏滞度。

（3）若产后栓塞疾病评分为高危人群，应按医师建议使用气压治疗或抗凝药物治疗。

（4）如果出现一侧下肢水肿、疼痛等不适时，应及时就医。

23　有妊娠期糖尿病病史的妇女转化为2型糖尿病的风险大吗？如何预防？

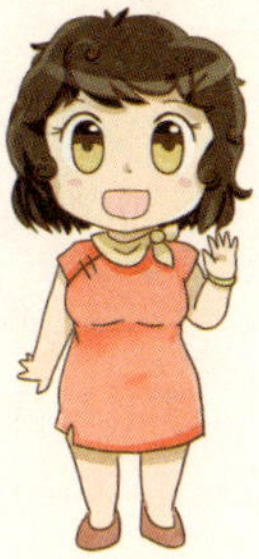

在前瞻性护理健康研究Ⅱ（Nurses' Health StudyⅡ，NHSⅡ）中，有GDM病史的妇女在遵循健康饮食之后的糖尿病风险显著降低，适当地调整BMI后也可以降低风险。妊娠期间或产后的体重增加会增加下次妊娠不良结局的风险并且较早进展为2型糖尿病。

有GDM病史的妇女一旦发现患有糖尿病前期，应采用生活方式干预或二甲双胍预防糖尿病。

在患有GDM和糖尿病前期史的妇女中，每5～6名妇女接受超过3年的糖尿病干预措施，则可预防1例糖尿病的发生。在这些妇女中，与安慰剂相比，用生活方式干预和二甲双胍干预在10年内分别减少了35%和40%的妇女进展为糖尿病。

如果妊娠可促使人们采用更健康的饮食模式，那么建议在产后阶段继续以此模式来减重的成功率较高。一般是通过予以强化行为生活方式干预，以达到维持7%的减重目标，并将中等强度活动（如快走）的时间增加到≥150 分钟/周。

24　糖妈妈可以喂奶吗？

可以，而且产后母乳喂养可减少产妇胰岛素的应用，且子代发生糖尿病的风险下降。鼓励糖妈妈纯母乳喂养4～6个月。

25　糖妈妈上班后怎样保持母乳喂养？

上班时携带保温包，里面放冰袋和消毒过的储奶瓶，每3小时挤奶一次，下班后将挤出的奶带回家冷藏保存，供婴儿白天食用，晚上与婴儿睡觉亲自喂奶，这样周而复始，即可达到6个月的纯母乳喂养。

26 糖妈妈初乳比较少，宝宝是否吃得饱？

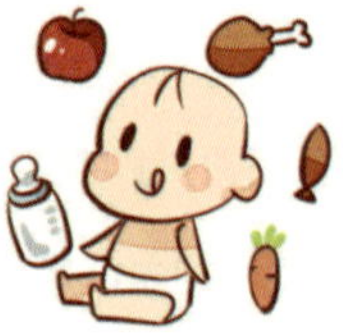

婴儿出生前，在妈妈肚中已储备了一些能量，而且一般刚出生的婴儿的胃部容量就如乒乓球般大小，初乳虽然分量不多，已非常足够。初乳含多种免疫球蛋白、酵素、抗体、活性白细胞，具有杀菌及抑菌作用，对婴儿机体免疫有增强作用。

27 糖妈妈乳房不胀是否没有母乳了？

当然不是。如做到按需哺乳，一般不会感到很严重的乳胀。一般妈妈在喂哺的初期，乳房内的乳腺细胞正处于调节乳量的阶段。加上婴儿的进食时间及吸吮技巧未稳定，故妈妈会较常出现轻微胀奶的情况。这段时间过后，如婴儿进食时间较稳定、没有延误喂哺并且婴儿认真吸吮令大部分乳汁排出，一般来说，乳房都不会再时常有胀满的感觉了。

28 糖妈妈产后怎样健康坐月子？

产后的第一周，尤其是产后24小时内，要注意出血情况，还有体温、脉搏、血压这些生命体征的变化。

（1）饮食。阴道分娩的话，饮食同妊娠期的建议，没有禁忌。推荐食用新鲜的水果、蔬菜和优质蛋白，如肉类、鱼虾。建议适当增加汤水，有利于下奶。

（2）小便。因为分娩过程会对膀胱产生刺激，有些产妇生完孩子之后膀胱就麻木了，感觉不到尿意，甚至不会解小便了。所以建议产后定时解小便，比如一两个小时一次，而不要等到尿急了才去。还要特别强调一句，因为产后身体消耗比较大，所以第一次小便要有人搀扶。

（3）褥汗。不少产妇反映生完孩子后会出虚汗。其实，那不是虚汗，而是褥汗。因为怀孕的时候，为了保障给宝宝的供应，孕妇体内血液容量增高。现在宝宝出来了，多出来的血容量怎么办？相当一部分是通过汗液排出去的。所以，生完孩子以后出汗是正常的。

（4）清洁。既然生完孩子会出很多汗，那么就要注意清洁了，洗头、洗澡都不是禁忌，千万别搞得自己脏兮兮的。因为恶露的原因，尤其提醒要保持会阴部清洁，否则容易发生产褥感染。所以要每天清洗会阴，并且保持干燥。而糖妈妈抵抗力相对较低，尤其需要注意清洁。现代医学认为，即使是在盆中坐浴，盆里的水也不会上行污染阴道，但建议淋浴。

（5）哺乳。为了宝宝的健康成长，糖妈妈产后顺利恢复，减少患乳腺癌的风险和增进母子间的感情，鼓励母乳喂养。对于绝大多数糖妈妈来说，母乳完全足够供应宝宝每日所需的能量，而且还会越吸越多，所以如果宝宝吸完之后还有剩余，不要留着，要及时排空，保持泌乳通畅，小心不要积乳。

（6）休息。尽量保障充足的睡眠。

（7）心情。产后因为激素急剧变化的原因，有一部分产妇可能会出现一些负面情绪。不过，大部分人只是有一些抑郁的表现，还达不到抑郁症的诊断，但是作为产妇和家属也应该有所重视，注意心理上的调节和情感上的支持。

（8）运动。糖妈妈产后也要进行适当的锻炼，但要注意运动低血糖的预防。

（9）避孕。糖妈妈产后与普通产妇一样，可以根据医生建议，选择避孕套或其他适当的方式避孕。

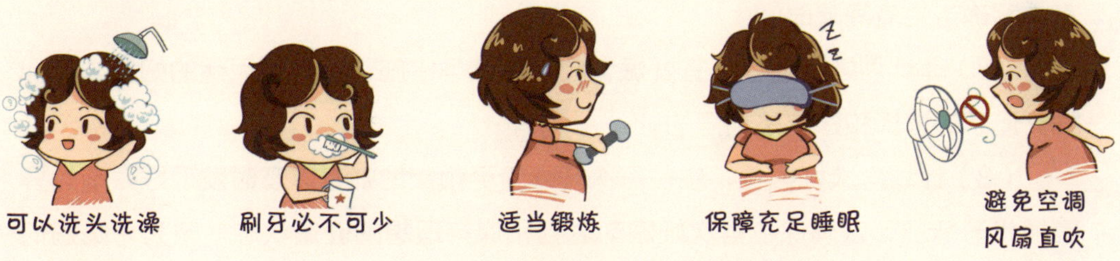

29 糖妈妈如何预防产后贫血？

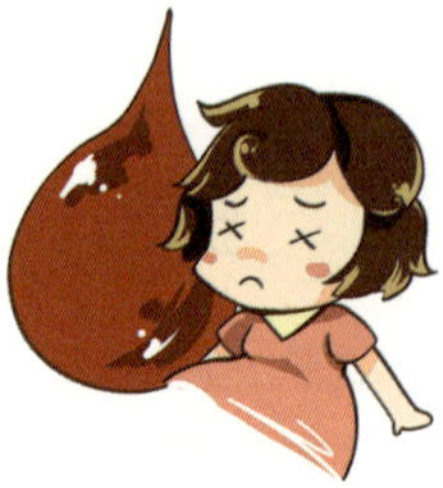

贫血

（1）定期产检，筛查是否有妊娠合并内外科疾病，是否有贫血等，适当补充铁剂、叶酸等，预防营养性贫血。

（2）若有贫血，听从产检医生的建议，查明贫血原因，注意营养，积极纠正贫血。

（3）若合并有内外科疾病，定期内外科与产科多学科联合产检和随诊，积极治疗与控制内外科疾病。

（4）尽量做到孕期体重管理，争取阴道分娩。分娩期注意保存体力，保持冷静，听从医生与助产士的指导，减少会阴裂伤和产后出血的发生；若为剖宫产，配合医生做好围手术期的心理和生理准备。

（5）分娩后，注意个体化的饮食与活动，适当补充铁、叶酸等微量元素，若产后抽血检查血红蛋白<70g/L，必要时输血治疗。

30 糖妈妈如何科学计划二胎？

（1）产后避孕和计划妊娠对于患有糖尿病的妇女来说至关重要。对于所有具有生育可能的糖尿病妇女都应定期进行计划生育咨询和血糖监测，并制定计划生育方案确定生育间隔时间。

（2）非计划妊娠或者不宜妊娠者应做好避孕措施。患有糖尿病的妇女与其他妇女避孕的选择和建议是相同的。

（3）计划再次妊娠者，应在再次妊娠前更频繁地筛查以及时发现妊娠前的异常糖代谢情况，以确保在再次妊娠前达到和保持理想的健康状态。因为糖妈妈们需要控制孕前血糖来预防先天性出生缺陷并降低其他并发症的风险。

另需提醒的是无论采用何种避孕方法，均有意外怀孕的风险。所以，控糖和控重永远在路上。

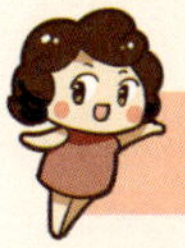

31 糖妈妈生的糖宝宝怎样护理？

糖妈妈所分娩的新生儿都属于高危新生儿，出生后的观察与护理尤为重要。妊娠合并糖尿病时，高浓度的血糖通过胎盘进入胎儿血循环，胎儿的高血糖使胰岛素分泌增加，会直接导致胎儿高胰岛素血症，一旦宝宝娩出，中断了高血糖环境，极易出现低血糖。低血糖会对宝宝脑细胞造成永久性损害，后果严重。所以，宝宝出生后要及时补充糖以预防新生儿低血糖的发生。

（1）为了预防糖宝宝低血糖，主张早接触、早吸吮、早开奶。建议产后30分钟内尽早开始母乳喂养，然后每2～3小时哺乳一次，维持新生儿血糖水平至少为2.2mmol/L。若连续两次母乳喂养期间宝宝血糖值低于2mmol/L，或宝宝喂养不足，或宝宝反应不好，则需要管饲喂养葡萄糖液或静脉滴注葡萄糖液及升高血糖药物。

（2）因糖宝宝机体免疫力低，因此，注意糖宝宝的保暖，防止低体温。室内温度维持在24～26℃，相对湿度控制在55%～65%，避免新生儿体温过低而增加耗氧量，同时也可以避免出现低血糖和新生儿硬肿症。糖宝宝若为巨大儿，要定时翻身、按摩，避免宝宝局部受压过久而出现皮肤溃烂。特别注意红臀尿布疹的发生，大小便后及时清洁护理，必要时使用护臀霜。

（3）糖宝宝呼吸窘迫一般发生于新生儿出生的6小时内，主要表现为呼吸困难、皮肤青紫，即便吸入氧气，也不能缓解，对此，需积极做好抢救设施，密切观察患儿体征，一旦发生异常，需及时送重症新生儿科救治。

（4）出生24小时内，若发现宝宝惊叫、喉痉挛，可能为低血钙导致，需及时通知医生进行治疗。

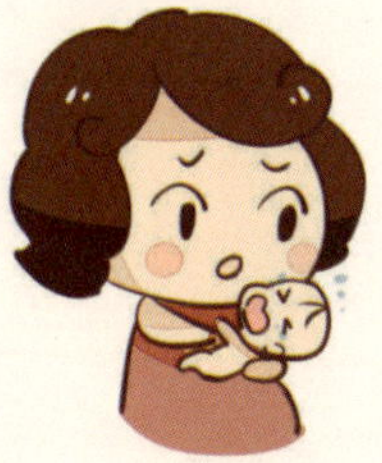

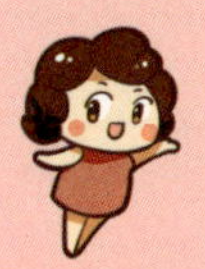

糖妈妈的心理情绪应对

1 为什么围产期容易出现抑郁?

2 糖妈妈围产期抑郁症的表现有哪些?

3 糖妈妈围产期抑郁症的危害有哪些?

4 如何自我评估围产期心理状态?

5 糖妈妈若出现围产期抑郁症，应如何处理?

6 糖妈妈如何保持稳定的心理状态，缓解抑郁及焦虑等不良情绪，预防围产期抑郁症?

扫一扫
听本章内容

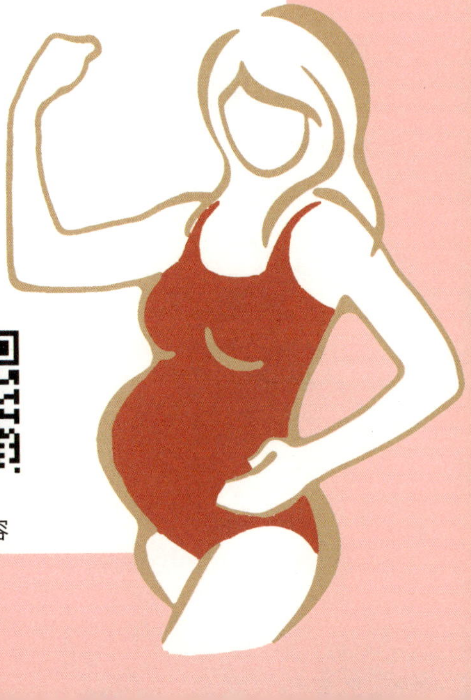

1　为什么围产期容易出现抑郁?

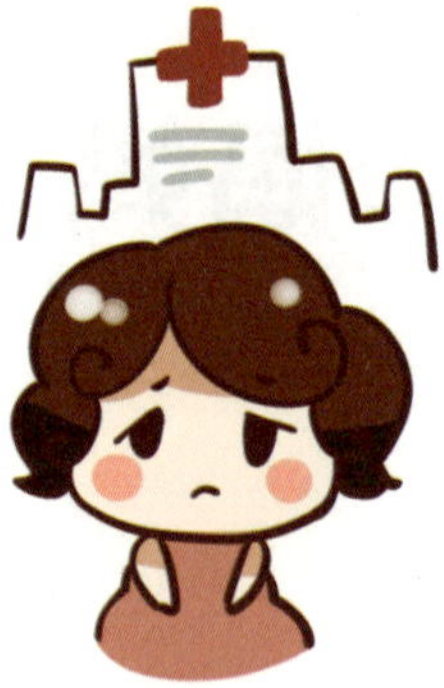

对大多数孕妇来说，怀孕期间是一生中感觉最幸福的时期之一，然而怀胎十月，女性经历了身体和心理最巨大的应激变化：身体不适、行动不便、身材走样，心理更情绪化，也更脆弱。围产期是抑郁症高发期，高达64%的孕产妇存在不同程度的心理问题，将近10%的女性，在孕期会感觉到不同程度的抑郁，糖妈妈更为常见。

出现孕期抑郁症的因素有以下几个：

（1）激素因素。在怀孕期间，激素的变化会影响大脑中的化学物质。这些化学物质与抑郁和焦虑有直接关系，会让孕妇更容易焦虑和紧张。因此，当开始感觉比以往更易焦虑和抑郁时，应注意提醒自己，这些都是怀孕期间的正常反应，以免为此陷入痛苦和失望的情绪中不能自拔。

（2）遗传因素。如果孕妇的家族或者孕妇本人有过抑郁症，怀孕的时候就更容易患上抑郁症。

（3）人际关系因素。这是孕妇出现抑郁症的主要原因之一，包括担心宝宝的健康、与配偶的关系紧张等因素。

（4）身体因素。糖妈妈除了需要经历普通孕妇的生理、心理变化外，由于自身出现妊娠期糖尿病，对自己和宝宝身体的担心与忧虑、对血糖调控治疗的紧张，都可能使糖妈妈出现抑郁。

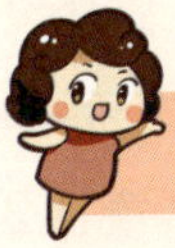

2 糖妈妈围产期抑郁症的表现有哪些？

视频：糖妈妈不良情绪应对

（1）注意力无法集中、记忆力减退、理解能力明显下降。

（2）多思多虑，对血糖稍稍异常总是感到焦虑、迷茫；监测血糖次数超过医护人员的建议次数，或者血糖稍高于正常就叹息、哭泣。

（3）心情压抑苦闷，持续地情绪低落，情绪起伏大，喜怒无常，易怒。

（4）睡眠质量下降，爱做梦，醒来后仍感到疲倦。

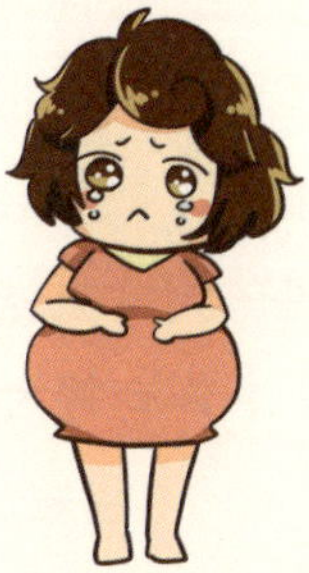

（5）容易疲劳或有持续的疲劳感。

（6）不停地想吃东西或者毫无食欲；血糖时高时低，难以控制。

（7）精力下降，对什么都不感兴趣。

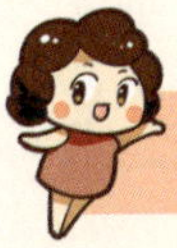

3 糖妈妈围产期抑郁症的危害有哪些？

流行病学数据表明，至少有三分之一的糖尿病患者会出现相关抑郁障碍，而抑郁症患者发生糖尿病的风险也会增加37%。糖妈妈人群中抑郁症的发生率为24.4%。糖妈妈在确诊的最初2周焦虑情绪的发生率高达44.7%，显著高于正常孕妇37.0%。抑郁症可对糖妈妈的分娩方式、产程、产后并发症及新生儿健康产生以下不良影响。

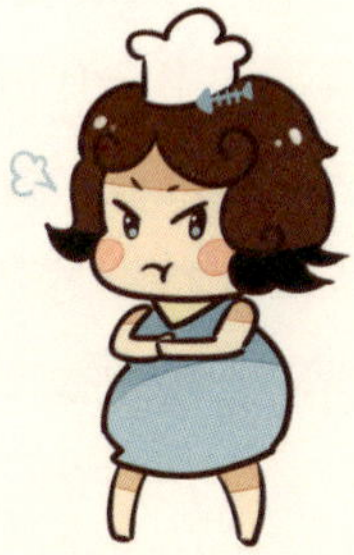

（1）长期抑郁，致使心理压抑，同时将影响身体机能，出现如多梦、易醒、入睡困难等睡眠问题；如恶心、呕吐、便秘、胃胀等消化问题，还有如胸闷口干、尿频、全身肌肉酸痛等问题。

（2）孕早期有抑郁症的孕妇，早产的发生率是正常孕妇的两倍。

（3）孕妇患抑郁症会导致新生儿发生出生缺陷（先天畸形）的概率大大增加。孕早期焦虑抑郁的孕妇生出唇腭裂患儿的概率是正常孕妇的3.25倍。

（4）影响宝宝身体健康。一方面，孩子在胎儿时期由于母体的不良刺激没有打好身体的底子，免疫系统遭到损害，出生后会体弱多病；另一方面，产后抑郁的母亲不能很好地照顾婴儿，使其患病的概率比正常母亲照顾的婴儿要高出2倍。同时，由于母亲疏于照看孩子，以致孩子发生意外事故的危险性大大增加，最严重的情况会出现“扩大性自杀”，即妈妈在杀死婴儿后再自杀。

（5）影响宝宝儿童期的智力、情绪和个性的发展。母婴缺乏互动连接，抑郁的母亲对孩子消极冷漠，孩子得不到早期智力的教育开发，导致认知与情感发育水平低，在性格上也会表现出胆小懦弱、敏感、孤僻、人际交往能力较差和社会适应性不强等特点。孩子即使到了学龄期，他们的认知能力、行为控制能力和情感能力，依然会持续受到不利影响。他们对于他人的善意，更容易以消极的、破坏性的方式去回应，同时难以开展创造力的活动，甚至身体机能也会受到影响。此外，还有很大的程度出现多动症和学习障碍。

（6）易发生青少年的暴力犯罪行为。母亲抑郁，不仅会影响孩子婴儿和儿童时期，更能深远地影响到孩子的青少年时期。母亲如果经历过孕期抑郁，她体内会分泌出高水平的压力荷尔蒙，比如皮质醇，压力荷尔蒙长期处于高水平容易让孩子出现攻击性，以及抑郁、焦虑等精神问题。

（7）孩子成年后，罹患各种身心疾病的概率也会增加。抑郁会通过基因和环境实现对下一代的遗传。

简单地说，围产期抑郁可增加妊娠期以及分娩时的并发症，影响孕产妇正常的人际交往，导致不良妊娠结局，甚至可导致产妇自杀及杀婴等严重后果。为高发病率、高致残率、高治愈率疾病。

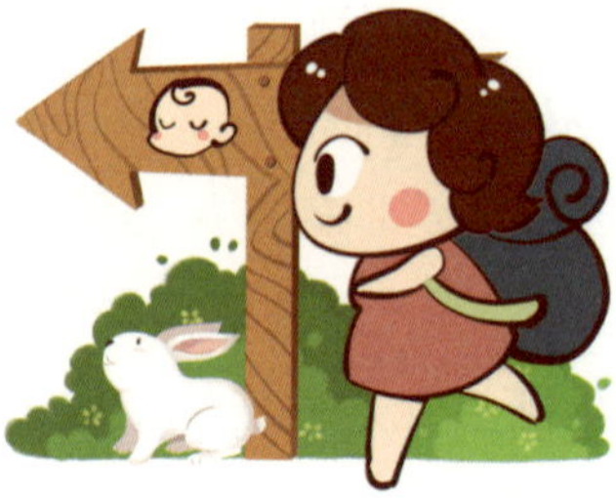

4　如何自我评估围产期心理状态？

虽然通常把筛查量表作为独立使用的工具，但是可以考虑先用以下两个简短的问题筛查以帮助减少假阳性或假阴性结果：①在过去的一个月里，你经常感到情绪低落、抑郁或绝望吗？②在过去的一个月里，你经常因为做事情没有兴趣或乐趣而烦恼吗？如果对任何一个问题的答案是肯定的，则应考虑使用下面更具体的筛查量表。

症状自评量表：http://www.apesk.com/SCL90

孕妇生活事件量表（LESPW）：https://www.wjx.cn/jq/24608979.aspx

爱丁堡孕产期抑郁量表：https://wenku.baidu.com/view/363da1dcbceb19e8b9f6ba43.html

5　糖妈妈若出现围产期抑郁症，应如何处理？

国外有研究报道，在糖尿病患者群中，抑郁症的发病率为31.9%。糖尿病诊治指南建议，糖尿病妇女孕前须进行心理评估和指导。若糖妈妈发现自我有孕期抑郁情绪，先自我调节，放松心情，保持乐观的心态，适当地参加户外活动，多食新鲜的蔬菜水果，生活规律，营养均衡，与亲人朋友多交流，同时进行孕期心理状态自我评估和调整。

如果作了种种努力，但情况仍不见好转，或者发现自己已不能胜任日常工作和生活，丧失兴趣或愉悦感，或者有伤害自己和他人的冲动，那么应该立即寻求心理科和产科医生的帮助，在医生的指导下服用一些对自身和胎儿没有副作用的抗抑郁药物，以免病情延误，给自己和胎儿带来不良后果。医护人员、社区服务人员、患者及其家属必须共同努力，消除患者对心理健康障碍的错误认知，及早干预，维护母婴健康。

6 糖妈妈如何保持稳定的心理状态，缓解抑郁及焦虑等不良情绪，预防围产期抑郁症？

（1）孕期尽量使自己放松。尽量多做一些会使自己感觉愉快的事情。每天可以出门散步或者听歌放松身心。照顾好自己，是孕育一个健康可爱宝宝的首要前提。

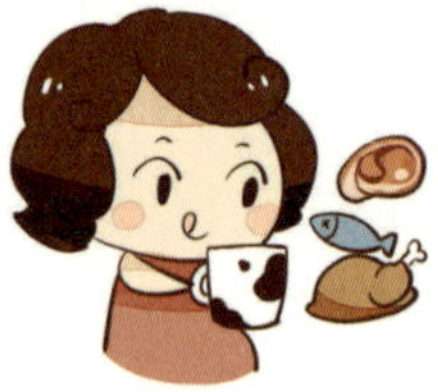

（2）与配偶多交流。保证每天有足够的时间和配偶在一起，并保持亲昵的交流。尽你所能来使你们的关系更加牢不可破，孩子降生后，你会有坚强的后盾，可以放心依靠。

（3）积极表达情绪。向你的爱人和朋友们说出你对于未来的恐惧和担忧，轻松而明确地告诉他们你的感觉，当你处在怀孕的非常时期，需要爱人和朋友的精神支持，而只有当他们明了你的一切感受时，他们才能给予你想要的安慰。

（4）保证睡眠及营养。保证每天有充足的睡眠，可以适当做一些运动，还要注意补充营养。

（5）主动了解妊娠期糖尿病相关知识。糖妈妈主动通过产检医生、妊娠期糖尿病专科护士、医院科普知识和病友等多方面了解关于妊娠期糖尿病的相关知识，去除因“未知”而产生的恐惧感。同时，与医护、病友多联系和交流也能找到自己的同伴和战友，建立孕期和产后良好控糖和控重的信心。

（6）选择适合自我的调整方式。不要让你的生活充满挫败感，随时注意调整你的情绪。如果你仍然常感觉焦虑不安，可以考虑参加孕期瑜伽练习班，这种古老而温和的运动，可以帮助孕妇保持心神安定。

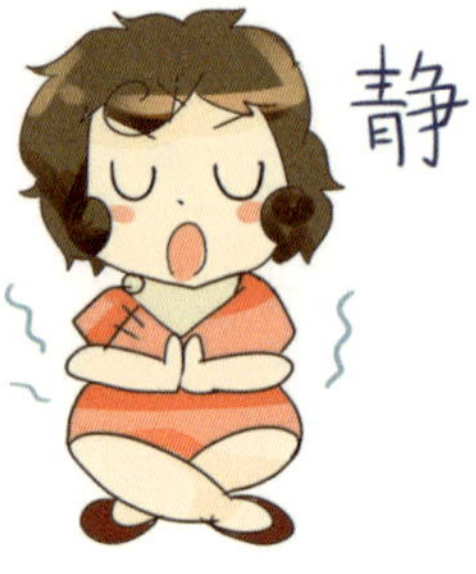

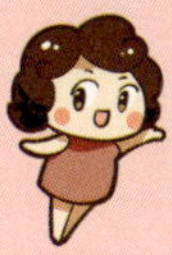

糖妈妈疫情期应对

1 糖妈妈如果被确诊感染新型冠状病毒，还可以继续妊娠吗？病毒会不会传染给胎儿？

2 糖妈妈疫情期间到医院产检需要注意什么？

3 糖妈妈出现什么状况需立即就医？

4 糖妈妈可以做CT检查吗？

5 糖妈妈确诊了感染新型冠状病毒还能不能母乳喂养？

6 糖妈妈疫情期间居家预防的要点有哪些？

7 糖妈妈在孕期和哺乳期可以接种新型冠状病毒疫苗吗？

扫一扫
听本章内容

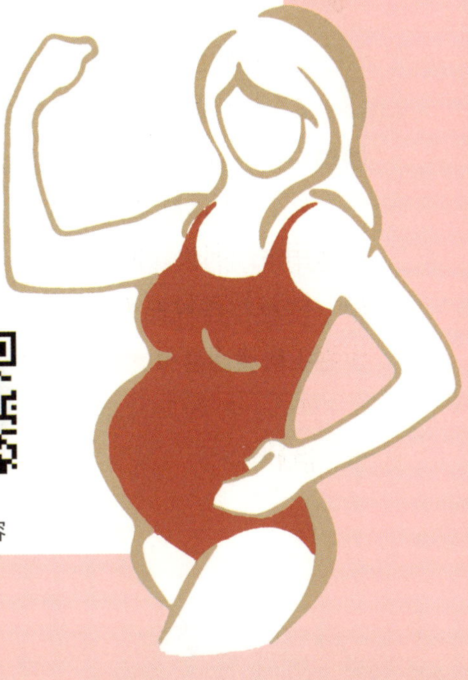

1 糖妈妈如果被确诊感染新型冠状病毒，还可以继续妊娠吗？病毒会不会传染给胎儿？

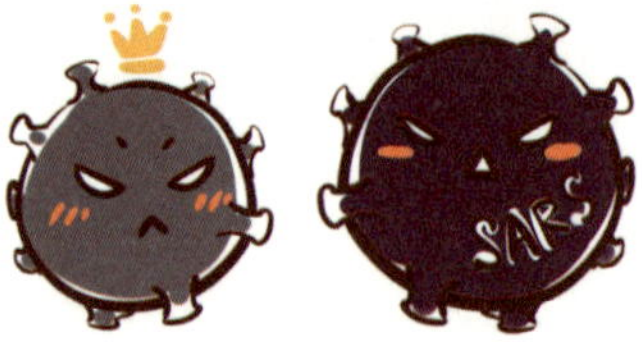

目前不能排除新型冠状病毒存在母胎垂直传播的可能，但也还没有足够证据证实母胎垂直传播，同样也没有证据显示病毒本身对胚胎是否有危害。不过，根据既往临床经验，孕妇如果在孕早期被病毒感染，出现38.5℃以上的持续高热，对胚胎组织是有一定危害的，特别是糖妈妈，抵抗力低下，确诊感染新型冠状病毒后，应由多学科会诊，调整胰岛素用量，调控好血糖。综合包括孕周、疾病严重程度等情况，决定是否继续妊娠。另外，根据现有经验，大多数抗病毒药物在妊娠期用药相对安全，医生会根据孕妇和胎儿情况慎重用药。

2 糖妈妈疫情期间到医院产检需要注意什么？

（1）网上预约挂号，分时段就诊。

（2）关键六字诀“戴口罩，勤洗手”。糖妈妈与陪同人员需全程佩戴一次性医用口罩，并携带免洗洗手液或消毒纸巾。

（3）在接触医院门把手、门帘等医院物品后，及时使用手部消毒液清洁双手，手消毒之前不要接触口鼻眼。同时，与其他人尽可能保持1米以上距离，尽量减少去人群集中区域，并尽量减少在医院停留的时间。

（4）产检回家后妥善处置口罩与衣物，及时洗手、洗脸。

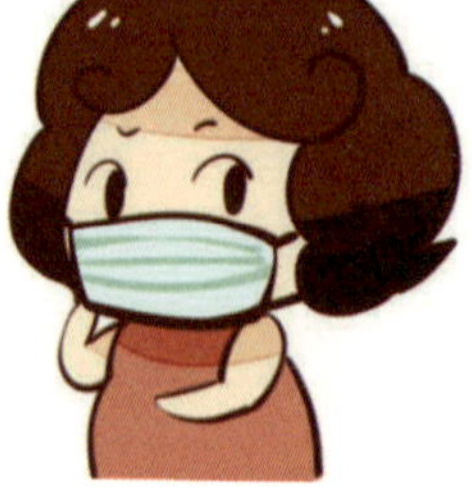

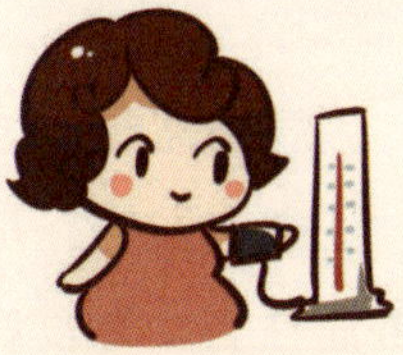

3 糖妈妈出现什么状况需立即就医?

糖妈妈居家时要做好自我监测，如监测体温变化、胎动情况，有无腹痛、阴道流血流液、宫缩等情况，必要时监测血压（尤其是有基础疾病、血压异常者），“三糖两重两预防一波动”要每天汇报和警示。在居家自我监测的过程中，出现异常情况，如胎膜早破、阴道流血、宫缩，以及头痛、腹痛、胎动异常、血压、血糖异常等，都要及时去医院产科就诊。

疫情期间，还应注意自己有无新冠病毒肺炎的可疑症状。比如，14天内有疫区或新冠病毒肺炎患者接触史，体温超过37.3℃，伴有咳嗽、乏力等临床表现，应及时就诊；如果14天内有疫区或新冠病毒肺炎患者接触史，体温正常，但有呼吸短促、胸闷、腹泻、结膜发炎、肌肉酸痛等症状，也应及时就诊。没有疫区或新冠病毒肺炎患者接触史，体温超过38℃的孕妇，为安全起见，同样需要及时就诊，排查病因。

4 糖妈妈可以做CT检查吗?

根据文献报道，在暴露辐射剂量＜50mGy时，目前尚无造成胎儿畸形、生长受限或流产的报道。从孕周来看，在孕8～15周时受到的辐射暴露对胎儿中枢神经的影响最大，有学者认为，造成智力障碍的最小辐射阈值为60～310mGy。而孕妇接受胸部CT或CT肺动脉造影（暴露辐射剂量为0.1～10mGy）时，胎儿受到的辐射剂量为0.01～0.66mGy，远低于致畸剂量，为安全剂量。

因此，对于疑似新冠病毒感染的或在感染急性期的孕妇，可在保护腹部（穿铅衣）的情况下，使用CT进行肺部检查。孕中晚期孕妇即使没有做腹部保护，对胎儿也没有致畸影响。

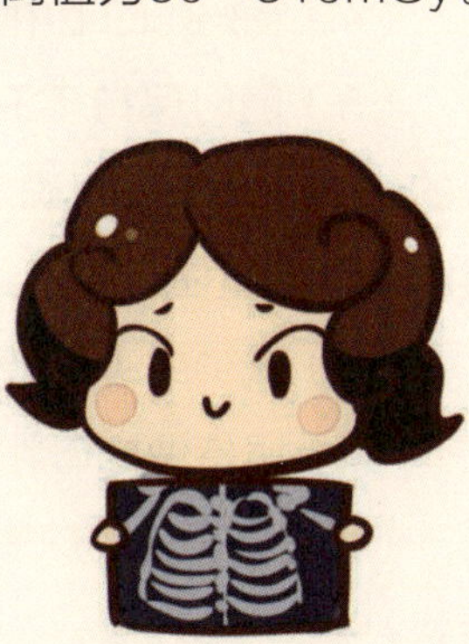

因病情需要，医生建议行CT检查的孕产妇可以接受行CT或者X光线胸部检查。

注意：发热是指体温≥37.3℃。流行病学史是指：①发病前14天内疫区的旅行史或居住史；②发病前14天内曾接触过疫区的发热或有呼吸道症状的患者；③聚集性发病；④与新型冠状病毒感染者有接触史（核酸检查阳性）；⑤ 新冠肺炎“十大症状”：发热、干咳、乏力、嗅觉和味觉减退、鼻塞、流涕、咽痛、结膜炎、肌痛、腹泻。

5 糖妈妈确诊了感染新型冠状病毒还能不能母乳喂养?

疑似或已确诊感染新型冠状病毒的所有产妇（包括妊娠期糖尿病产妇），在宝宝出生后，至少隔离14天，在此期间，不推荐母乳喂养。建议定期挤出乳汁，保持泌乳，直至排除或治愈后再进行母乳喂养。

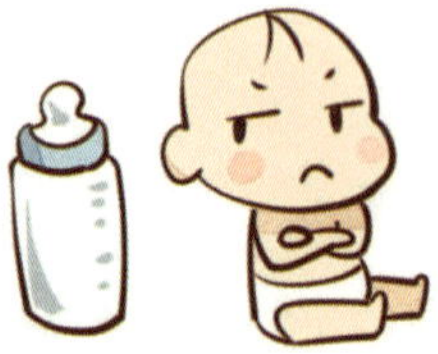

6 糖妈妈疫情期间居家预防的要点有哪些?

（1）生活规律，睡眠充足，多饮水，适当运动，保持良好心态，增强自身抵抗力。

（2）保持营养均衡，清淡饮食，避免饮食过度，做好体重管理。

（3）保持居室空气清新，温度适宜，适时开窗，避免过冷或过热，以免感冒。

（4）糖妈妈的毛巾、浴巾、餐具、寝具等生活用品单独使用，避免交叉感染。

（5）随时保持手卫生。饭前便后用洗手液或香皂流水洗手，或者使用含酒精成分的免洗洗手液；不确定手是否清洁时，避免用手接触口鼻眼；打喷嚏或咳嗽时，用手肘或纸巾遮住口鼻。

（6）减少或避免亲朋好友探视，避免去人流量大的场所。

（7）坚持做好母乳喂养，喂奶前要正确洗手。

（8）做好自我健康监测。注意每日测量体温、体重变化，观察有无呼吸道感染症状，不适随诊。

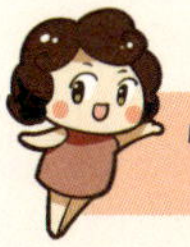

7 糖妈妈在孕期和哺乳期可以接种新型冠状病毒疫苗吗？

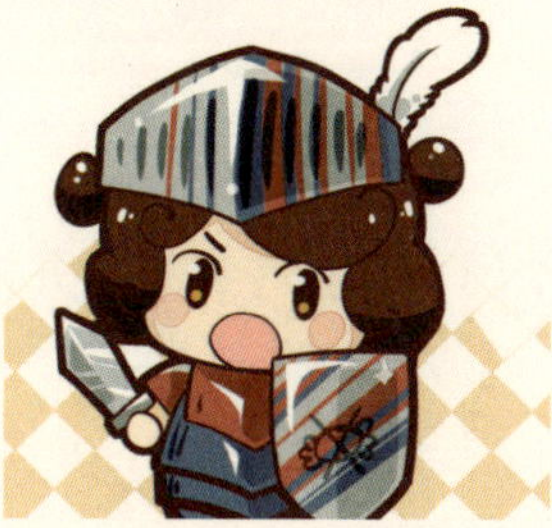

中华医学会围产医学分会2022年发布了《备孕、妊娠和哺乳期妇女新型冠状病毒疫苗接种的专家建议》，对孕期、备孕和哺乳期妇女接种新冠疫苗分别提出了如下建议及推荐意见。

孕期接种新冠疫苗的建议：

（1）新冠疫苗不含活病毒，妊娠不是接种新冠疫苗（尤其是灭活新冠疫苗）的禁忌证。

（2）考虑到孕期接种疫苗可发生疫苗的固有不良反应，在没有明显感染风险的情况下，孕期可暂缓接种新冠疫苗，但建议分娩后尽快完成接种。

（3）孕期存在感染风险的情况下，尤其生活和/或工作地发生流行时，建议按程序接种灭活新冠疫苗，孕早、中、晚期均可接种，同时观察是否出现不良反应，并随访妊娠和分娩结局。

（4）接种新冠疫苗后发现妊娠者，无需终止妊娠，并可完成全程接种，同时观察是否出现不良反应，随访妊娠和分娩结局。

备孕和哺乳期妇女接种新冠疫苗的推荐意见：

（1）计划自然受孕女性，可按常规程序接种新冠疫苗，无须因为接种新冠疫苗而延迟受孕。如果接种第1针疫苗后发现妊娠，可按时接种第2针。

（2）男性接种新冠疫苗后，不影响精子质量。因此无须担心丈夫接种疫苗对妊娠的影响。

（3）计划采用人工辅助生育技术受孕者，慎重起见，接种第2针疫苗后2～4周再进行相应的医学处理。

（4）哺乳期接种新冠疫苗，不增加额外不良事件，建议哺乳期妇女按程序接种新冠疫苗。

（5）哺乳期接种新冠疫苗后，可正常哺乳。即使发生不良事件，也不影响哺乳。只有在母亲发生严重不良事件时，考虑母亲的安全，才建议暂停母乳喂养。

参考文献

[1] 杨慧霞．妊娠合并糖尿病：临床实践指南［M］．2版．北京：人民卫生出版社，2013.

[2] 李映桃．妊娠合并糖尿病知识读本［M］．广州：华南理工大学出版社，2017.

[3] 李映桃．图说糖妈妈饮食3+3［M］．广州：华南理工大学出版社，2020.

[4] American Diabetes Association. Standards of medical care in diabetes—2021［M］. Diabetes Care，2021：200–210.

[5] Anon. ACOG practice bulletin No.201 summary：pregestational diabetes mellitus［J］. Obstetrics and Gynecology，2018，132（6）：1514–1516.

[6] BERGER H，GAGNON R，SERMER M. Guideline No.393–diabetes in pregnancy［J］. Journal of Obstetrics and Gynaecology Canada. 2019，41（12）：1814–1825.

[7] 妊娠合并糖尿病诊治指南（2014）［J］．中华妇产科杂志，2014，49（8）：561–569.

[8] MOTTOLA M，DAVENPORT M，RUCHAT S，et al. 2019 Canadian guideline for physical activity throughout pregnancy［J］. British Journal of Sports Medicine，2018，52（21）：1339–1346.

[9] SAVVAKI D，TAOUSANI E，GOULIS D，et al. Guidelines for exercise during normal pregnancy and gestational diabetes：a review of international recommendations［J］. Hormones，2018，17（4）：521–529.

[10] CLIANTHA P，JEFF S C. Exercise guidelines for gestational diabetes mellitus［J］. World J Diabetes，2015，6（8）：1033–1044.

[11] 陈佳，李映桃，王振宇，等．2018年美国妇产科学会与2019年美国糖尿病学会妊娠期糖尿病指南比较［J］．国际妇产科学杂志，2019，（3）：336–341.

[12] 隽娟，杨慧霞，唐迅．妊娠期糖尿病：改善母婴健康的机遇［J］．中华围产医学杂志，2020，23（10）：717–718.

[13] 赵欣，杨慧霞．超重/肥胖女性孕期增重过多对妊娠结局及子代远期健康影响的研究进展［J］．中华围产医学杂志，2020，23（9），640–644.

[14] 隽娟，杨慧霞．妊娠期糖尿病孕妇产后发展为2型糖尿病的风险：系统综述与meta分析［J］．中华围产医学杂志，2020，23（7）：459.

[15] 王子莲，陈海天．糖尿病史女性孕前管理［J］．中国实用妇科与产科杂志，2018，34（12）：1345-1348.

[16] 中华医学会糖尿病学分会．中国2型糖尿病防治指南（2017年版）［J］．中国实用内科杂志，2018，38（4）：292-344.

[17] 潘娟，鲍霜，黄冬霞，等．扫描式葡萄糖监测系统应用于妊娠糖尿病血糖监测中的价值研究［J］．全科护理，2020，18（28），3764-3766.

[18] 王子莲，陈汉青．妊娠期糖尿病健康生活方式管理［J］．中国实用妇科与产科杂志，2018，34（9）：28-31.

[19] 陈利，黄美凌，李映桃，等．妊娠期糖尿病患者基于O2O的医护志愿者联动健康教育的实施［J］．护理学杂志，2019，34（9）：85-88.

[20] GÜEMES M，RAHMAN S A，HUSSAIN K. What is a normal blood glucose?［J］. Archives of Disease in Childhood，2016，101（6）：569-574.

[21] DI C，RESI V，LACARIA E，et al. Hypoglycemia in diabetic pregnancy［M］// LAPOLLA，A; METZGER，B E. Gestational diabetes：a decade after the HAPO study. Basel，New York：Karger，2020：109-122.

[22] ENAV Y，NAAMA S，BASMA S，et al. Good glycemic control of gestational diabetes mellitus is associated with the attenuation of future maternal cardiovascular risk：a retrospective cohort study［J］. Cardiovascular Diabetology，2019，18（1）：75.

[23] GAO C，SUN X，LU L，et al. The prevalence of gestational diabetes mellitus in mainland China：a systematic review and meta-analysis［J］. Journal of Diabetes Investigation，2019，10（1）：154-162.

[24] MENICHINI D，PETRELLA E，DIPACE V，et al. The impact of an early lifestyle intervention on pregnancy outcomes in a cohort of insulin-resistant overweight and obese women［J］. Nutrients，2020，12（5）：1496.

[25] 李兆生，李映桃．健康教育模式在妊娠期糖尿病患者自我健康管理中的作用［J］．妇产与遗传（电子版），2018，8（1）：37-40.

[26] GRAY K，GREBENSHCHIKOVA M，O'REILLY S，et al. Women's barriers to weight loss，knowledge of future diabetes risk and opinions of diet strategies following gestational diabetes：an online survey （OR08-01-19）［J］. Current Developments in Nutrition，

2019，3（S1）.

[27] FATEMEH M，AKRAM G，BEHNAZ E. COVID-19 and self-care strategies for women with gestational diabetes mellitus [J]. Diabetes Metab Syndr，2020，14（5）：1535-1539.

[28] MURPHY H. Managing Diabetes in pregnancy before，during，and after COVID-19 [J]. Diabetes Technol Ther，2020，22（6）：454-461.

[29] 漆洪波，陈敦金，冯玲，等. 新型冠状病毒感染孕产妇分娩期需要注意的问题 [J]. 中华妇产科杂志，2020，55（2）：73-74.

[30] 妊娠期与产褥期新型冠状病毒感染专家建议 [J]. 中华围产医学杂志，2020，23（2）：73-79.

[31] 陈海霞，李兆生，李映桃，等. 1型糖尿病视网膜病变合并妊娠1例报告并文献复习 [J]. 中国实用妇科与产科杂志，2017（2）：233-237.

[32] THOMAS S，ANASTASIOS G. Insulin pumps and diabetes technologies in pregnancy：an overview for the obstetrician [J]. Obstetrics，Gynaecology & Reproductive Medicine，2020，30（4）：126-129.

[33] PONNUSAMY S，LAURA A M，ANITA B，et al. Gestational diabetes：opportunities for improving maternal and child health [J]. Lancet Diabetes Endocrinol，2020，8（9）：793-800.

[34] EGAN A M，DOW M L，VELLA A. A review of the pathophysiology and management of diabetes in pregnancy [J]. Mayo Clin Proc，2020，95（12）：2734-2746.

[35] BARBOSA A，ENRIQUEZ E，RODRIGUES M，et al. Effectiveness of the pelvic floor muscle training on muscular dysfunction and pregnancy specific urinary incontinence in pregnant women with gestational diabetes mellitus：a systematic review protocol [J]. PLoS One，2020，15（12）：e0241962.

[36] AMISSAH E，GAMBLE G，WALL C，et al. The relationship between maternal dietary patterns during pregnancy in women with gestational diabetes mellitus and infant appetitive feeding behaviour at 6 months [J]. Sci Rep，2020，10（1）：20516.

[37] FUEESSL L，ROTTENKOLBER M，GAR C，et al. No deleterious effect of an additional pregnancy on glucose metabolism in women with previous gestational diabetes mellitus [J]. Diabetes Research and Clinical Practice，2021：171.

[38] EGAN A，BOGDANET D，BIESTY L，et al. Core outcome sets for studies of diabetes in

pregnancy：a review [J]. Diabetes Care，2020，43 (12)：3129–3135.

[39] POWE C，KWAK S.Genetic Studies of gestational diabetes and glucose metabolism in pregnancy [J]. Current diabetes reports，2020，20 (12)：69.

[40] ALI D S，DAVERN R，RUTTER E，et al. Pre-Gestational diabetes and pregnancy outcomes [J]. Diabetes Therapy，2020，11 (12)：1–13.

[41] DAPHNE N，VOORMOLEN J，HANS D，et al. Continuous glucose monitoring during diabetic pregnancy （GlucoMOMS）：a multicentre randomized controlled trial [J]. Diabetes，Obesity and Metabolism，2018，20 (8)：1894–1902.

[42] 中华医学会围产医学分会. 备孕、妊娠和哺乳期妇女新型冠状病毒疫苗接种的专家建议 [J]. 中华围产医学杂志，2022，25 (1)：13–17.